FAKTuell-Verlag

Wir machen´s einfach!

Wissen hat keinen finalen Aspekt

FAKTuell -Verlag

Wir machen´s einfach!

FAKTuell -Verlag
Wir machen´s einfach!

Monika Berger-Lenz
Christopher Ray

faktor-L * Neue Medizin 8
100 Tage Herzinfarkt
oder:
Alles mein Revier

Sachbuch © 2009
Reihe: faktor-L * Buch 8
FAKTuell-Verlag

Herausgeber
Monika Berger-Lenz

Legende

Es ist leicht, an Ärzte und die sogenannte Wissenschaft zu glauben. Man erspart sich damit das Mitdenken und Zweifel. Verantwortung kann man so abgeben, statt sie selbst tragen zu müssen. Aber irgendwann wird das unbefriedigend. Spätestens dann, wenn man sich den Beipackzettel eines beliebigen Medikaments angesehen hat. Intensiv. Die sogenannten Nebenwirkungen sind erschreckend dominant. Das geben die Produzenten sogar öffentlich zu. Eben in der Rubrik Nebenwirkungen. Wohlwissend, dass der Durchschnittspatient seinem Arzt meist blind vertraut.

Schwindet das Vertrauen, oder wächst einfach die Neugier, kommt man dahinter, dass die versprochene Hauptwirkung weniger dominant und nachgewiesen ist, als die Summe der Nebenwirkungen. Das ist der erste Schritt zum mündigen Patienten.

Die Autoren

Monika Berger-Lenz und Christopher Ray * Journalisten, Buchautoren und Herausgeber. Gemeinsam führen sie Deutschlands älteste Onlinezeitung FAKTuell.de (seit1982).

FAKTuell ® Redaktion & Verlag
Monika Lenz
An den Birken 5
D-02827 Görlitz

***

www.FAKTuell.de

***

Lektorat: Anne Schlesinger
Umschlag & Layout: Claudia von Hausen * GOpress.de

***

1. Auflage – 10-2009
Herstellung und Verlag dieser Ausgabe:
Books on Demand GmbH * Norderstedt

***

***

ISBN: 978-3839116036

Prolog
Ein paar Worte vorab

100 Tage Herzinfarkt

ist eigentlich ein Titel, den man eher auf der Startseite der bekannten Zeitung mit den vier Buchstaben erwarten würde, als in unserer faktor-L-Reihe zur Neuen Medizin (NM). Aber manchmal ist die Realität brutaler und sensationsheischender als jeder Headliner.

Wenn Sie dieses Buch in der Hand halten, dann sollten Sie wissen, dass ich voraussetze, dass Sie zumindest rudimentäre Kenntnisse der sogenannten Neuen Medizin (NM) haben, die der deutsche Arzt Dr. Ryke Geerd Hamer vor fast 30 Jahren entdeckt und in ihren Gesetzmäßigkeiten formuliert hat. Der Ablauf aller sogenannten Krankheiten, DHS-HH-SBS, sollte Ihnen nicht unbekannt sein. Bestenfalls setzen Sie bereit ein „ehemals" vor das Sinnvoll der Sinnvollen Biologischen Sonderprogramme (SBS), wenn Sie damit konfrontiert werden.

Sollte dem nicht so sein, dann bringen Sie sicher zumindest rudimentäre Kenntnisse über mich, den Autor mit, weil Sie meine tagesaktuellen Statements im faktor-L-Forum (faktor-L.de) mit- oder nachgelesen haben, und nun auf die Hintergründe gespannt sind. Oder: Irgendwer hat Ihnen dieses Buch einfach angetan. Einer meiner Freunde (Unisex) oder einer meiner vermeintlichen „Unfreunde". Als Geschenk oder Bestrafung. Wie auch immer.

Keine Panik, was auch immer Ihre Motivation ist, dieses Buch zu lesen, es wird zumindest nicht langweilig. Und unverständlich schon gar nicht. Ob mit oder ohne Vorwissen. Es gibt solche Dinge im Leben, die sind einfach selbstverständlich. Klartext: Die erschließen sich uns, wenn wir mit ihnen konfrontiert werden. Dieses Buch und das zentrale Thema NM gehören zu diesen Dingen. Außerdem ist es, wie Dr. Hamer all unsere Bücher zur NM be- und auszeichnet, „läppisch" geschrieben.

Damit meint er das Gleiche, was ich seit Jahrzehnten als Redakteur unter dem Label „allgemeinverständlich" von meinen Autoren (Unisex) erwarte und verlange.

Fehlende Basiskenntnisse können Sie sich mittels unserer ersten drei Bücher zur NM schnell beschaffen, oder im Forum (faktor-L.de) nachlesen und hinterfragen. Wenn Sie mehr wissen wollen – naja, das ist Band Nummer 8 aus der faktor-L-Reihe. Ihre Möglichkeiten sind also recht umfassend. Alle Bände sind natürlich über die Onlinebuchhandlungen und den klassischen Buchhandel erhältlich. Den Rest überlasse ich Ihrer Neugier, Ihrem Geldbeutel, und gegebenenfalls Ihrem Enthusiasmus.

Und: Nähe müssen Sie zulassen. Bei diesem Buch. Denn es geht um einen hautnahen Erlebnisbericht. Sie müssen keine Sekunde mitleiden. Aber Sie werden viele intime Phasen der Epikrise so intensiv miterleben, dass Sie daraus für mögliche eigene Situationen allerhand mitnehmen können. Deshalb habe ich dieses Protokoll geführt und meine Gedanken dazu aufgeschrieben. Es soll Ihnen nutzen. Wenn Sie denn Nutzen daraus ziehen wollen. Das steht Ihnen frei.

Görlitz der 25. Juni 2009
Christopher Ray

PS. Natürlich lassen wir Sie als Neuling nicht alleine. Ab Seite 60 habe ich eine bewährte Kurzeinführung in die NM angefügt.

Görlitz der 20. September 2009
Monika Berger-Lenz

Der erste Infarkt

- Herzkatheder
- Aorten-Aneurysma
- Revier-Konflikt

Vielleicht sollte ich einschränkend bzw. präziser sagen: *„Mein erster schulmedizinisch dokumentierte Herzinfarkt."* Den verdiente ich mir am 6. Dezember 2006 nach einem schweren Asthmaanfall, der sich zum Status Asthmaticus ausweitete.

Im Klartext: Die Luft wurde zunehmend knapper. Es kam zur Schnappatmung (Japsen und Quietschen), die immer weniger Atemluft transportierte. Nun bin ich von Natur aus ein eher stoischer (sturer) Mensch, der sich nicht von seinem Körper beherrschen oder unter Druck setzen lässt. Zumindest versuche ich das. An diesem Abend hatte ich noch einige wichtige Dinge zu regeln, die von existenzieller Bedeutung waren.

Der Anfall hatte im Lauf der Zeit auch zunehmend an existenzieller Bedeutung gewonnen. Allerdings weniger wirtschaftlich als biologisch. Das Herz hatte zunehmend mit viel zu wenig Sauerstoff viel zu viel zu arbeiten. Es kam folglich nach Mitternacht zu einem heftigen Infarkt. Einem Belastungsinfarkt. Oder besser: Überlastungsinfarkt.

Das darf man sich in etwa so vorstellen: Ein neues Auto, bei dem man nach den üblichen 1.000 Kilometern das Leichtlauföl entfernt hat, ohne jedoch neues einzufüllen. Zwangsläufig wird der Motor Schaden nehmen, wenn er unter Belastung ohne Schmiermittel läuft. Ersetzen Sie jetzt Motor durch Herz und Schmiermittel durch Sauerstoff. Dann haben Sie eine Ahnung davon, was ein Belastungsinfarkt ist.

Wenn Sie sich für die ganze Geschichte, mit Notarzt und Intensivstation interessieren, dann können Sie die in unserem Buch faktor-L Neue Medizin 3 (Therapie und Praxis) nachlesen.

Kurz gesagt: Ich habe trotz der Prognose des Krankenhausleiters, *„in xx-Minuten sterben Sie, wenn Sie nicht…"*, überlebt.

Obwohl, besser: weil ich auf „nicht" (Katheder etc.) bestanden habe. Mit meinem Wissen um die Neue Medizin konnte er mich natürlich nicht von der unterstellten Notwendigkeit seiner Maßnahmen überzeugen. Zumal der Herzkatheder durch mein Aorten-Aneurysma geführt werden sollte. Das endet fast immer tödlich...

An dieser Stelle werde ich häufig von Schulmedizinern gefragt, woher der Klinikleiter etwas von meinem Aneurysma wissen sollte. Und stoße dann auf verständnisloses Kopfschütteln, wenn ich darauf hinweise, dass mein Aneurysma in genau diesem Krankenhaus diagnostiziert wurde und in meiner Patientenakte, die selbst auf der Intensivstation im Krankenhauscomputer abzurufen war, gespeichert ist. Manchmal erhalte ich den Hinweis, dass der überweisende Arzt einige hundert Euro pro Katheder erhält. Ich erwähne das wertfrei... naja, fast.

Wenn Sie das wirklich interessiert, dann fordern Sie von den Statistischen Landesämtern die Daten zu den verordneten Herzkatheberuntersuchungen von 2000 bis zum letzten Erfassungszeitraum an. Zum Abgleich empfehle ich noch die Daten vom Statistischen Bundesamt. Dann können Sie sich selbst ein Bild machen, statt nur zu glauben, was ich geschrieben habe. Das ist nämlich wieder ein Wissensbuch, kein Glaubensbekenntnis.

Zurück zum Auslöser. Als neumedizinisch klassifizierter Reviermensch verdanke ich mein Asthma natürlich einem Revierangst bzw. Reviersorge-Konflikt. Das habe ich schon bald nach den ersten Anfällen herausfinden können. Natürlich mit Hilfe einiger Menschen, die mit der Neuen Medizin nach Dr. Hamer vertraut sind. Vor Jahren war ich da eher noch ein Neuling, ein Anfänger. Aber immer neugierig, wie man das von einem altgedienten Journalisten erwarten darf.

Zu Asthma muss man Folgendes wissen: Es gibt zwei Arten von Asthma. Das ist einmal das Kehlkopf-Asthma, das mit einer Lähmung der Kehlkopf-Muskulatur in der konfliktaktiven Phase einhergeht. Und das ist zum zweiten das Bronchial-Asthma, bei dem in der konfliktaktiven Phase die Bronchial-Muskulatur gelähmt wird. Beim Kehlkopf-Asthma ist das Hirnrelais, das für die Kehlkopf-Muskulatur zuständig ist, in der epileptischen Krise. Zugleich befindet sich im rechts-hemisphärischen Großhirn-Relais noch ein beliebiger weiterer Hamerscher Herd in Konfliktaktivität. Kehlkopfasthma äußert sich durch ein verlängertes Einatmen. Das heißt, man atmet länger ein als aus. Die verbrauchte Luft wird schwerer ausgestoßen, es kommt zu einem Sauerstoffmangel.

Beim Bronchial-Asthma ist es umgekehrt. Hier liegt der Hamersche Herd in der rechten Hirnhemisphäre und betrifft die Steuerung für die Bronchchial-Muskulatur. Zugleich ist in der linken Hemisphäre ein beliebiger weiterer Hamerscher Herd aktiv. Beim Bronchial-Asthma kommt es zu einem verlängerten Ausatmen. Das bedeutet, man nimmt weniger Luft auf als man wieder abgibt. Auch hier kommt es zu einem Sauerstoffmangel.

Wenn nun beide Hirnrelais eine epileptische Krise haben kommt es aufgrund der Kombination der beiden Asthmaarten zu einem Status Asthmaticus. Die Luftnot wird sehr schnell dramatisch. Mit einer sofortigen Cortisongabe kann man diesen Zustand wirksam auflösen, da sofort wieder Konfliktaktivität eintritt und die epileptische Krise gestoppt wird. Die Ursachen für diese beiden Asthmaarten sind übrigens genauso unterschiedlich wie ihre Auswirkungen. Beim Kehlkopfasthma ist der Auslöser ein Schreckangst-Konflikt. Beim Bronchialasthma ist es ein Reviersorge-Konflikt.

Der Trigger in meinem Fall war schnell gefunden. Eine unserer Katzen, Baby, wurde von einem Auto totgefahren. Seither habe ich mich stets um unsere Katzen gesorgt, wenn sie längere Zeit im Freien waren, und nicht innerhalb einer annehmbaren Zeitspanne auf unseren Familienpfiff reagierten, der sie meistens dazu bringt, innerhalb von zehn Minuten auf unserem Balkon, der mit einer Katzentreppe zum Grundstück ausgestattet ist, zum Appell zu erscheinen. Dauerte es länger, dann konnte ich schon vorsorglich 5mg

Prednisolon (Cortison) einwerfen, um einem anstehenden Asthmaanfall vorzubeugen.

Der trat nämlich grundsätzlich immer dann auf, wenn der Konflikt gelöst wurde – alle Katzen wohlbehalten ins Haus kamen. Obwohl der Konflikt erkannt war, konnte ich ihn nicht lösen. Ich war also auf einer sogenannten Schiene gelandet, auf die ich in der täglich wieder auftretenden Situation voll auffuhr. Rein intellektuell hatte ich das Problem verarbeitet, emotional war es allerdings für mich nicht lösbar. Zumindest war das der Stand bis November 2008. Mehr dazu später.

Ich bin der klassische Revier-Konflikt-Typ, nach Hamers Neuer Medizin. Mein Zentralthema ist das Revier. Dazu gehört, dass ich eifersüchtig darüber wache. Kein Fremder darf in mein Revier eindringen, mir etwas aus meinem Revier wegnehmen, sich unerlaubt in meinem Revier breitmachen. Dazu gehört aber auch und vor allem die Sorge um Andere in meinem Revier, denen ich mich verbunden fühle. Und für die ich verantwortlich bin. Das sind nicht nur unsere sieben Katzen. So eng ist mein Revier nicht. Ein typisches ausgeprägtes Robin-Hood-Syndrom bestimmt die Grenzen meines Reviers. Oder, wie ein befreundeter Therapeut feststellte, hebt sie vollständig auf.

Ich erzähle Ihnen das, damit Sie mein Verhalten während der Multi-Epikrise besser verstehen. Sie sollen sich ein eigenes Bild machen können. Damit Sie nicht dem Irrtum unterliegen, dass es irgendetwas gibt, was „man" in einer bestimmten Situation macht. Jeder muss seinen ganz persönlichen Weg gehen. Mit den Mitteln, die er sich im Laufe seines Lebens geschaffen hat. Wie das Wissen um die Neue Medizin. Wie man diese Mittel nutzt, erweitert und verändert, zeige ich Ihnen in einem separaten Kapitel. Am Ende dieses Buches.

So, jetzt nehmen wir unsere Malutensilien wieder auf, und arbeiten weiter an dem Bild von mir. Titel: Wie (der!) Mann es macht. Nicht: Wie man es macht.

Sicher kennen Sie diese Situation: Eine Gruppe von jungen Leuten mit zu kurzen oder zu langen Haaren kommt Ihnen massiv auf dem Bürgersteig entgegen. Die Leute vor Ihnen wechseln die Straßenseite. Wahrscheinlich keine unkluge Entscheidung. Ich bin der Typ, der grundsätzlich auf seiner Seite bleibt und raumfordernd durch diese Gruppe läuft. Lächelnd. Ich bin ja ein netter Mensch. Meistens lächelt man aus der Gruppe zurück. Und macht den Weg frei. Sind halt auch nette Menschen. Wenn man ihnen eine Chance gibt, das zu zeigen. Und wenn nicht. Naja. Niemand zwingt mich, nett zu bleiben.

Haben Sie es schon einmal versucht? Einfach nett und freundlich zu sein? Bei den unterbezahlten Verkäuferinnen und Kassiererinnen im Supermarkt zum Beispiel? Total unterbezahlt und häufig das Ziel von mitgebrachten Aggressionen der Kunden. Zielscheiben. Zumeist mit einer so geringen Entlohnung, dass sie damit als Alleinverdiener nicht einmal ihren Lebensunterhalt bestreiten könnten. Es ist ganz einfach. Und lohnend. Versuchen Sie es einmal, wenn Ihnen das fremd sein sollte. Sie fühlen sich selbst gleich besser, wenn Sie den Laden betreten und von den meisten Mitarbeitern mit einem herzlich Lächeln und einem Hallo begrüßt werden.

Freundlichkeit ist ein lohnendes Investment. Meist erhalten Sie als Zins und Zinseszins auf Sicht mehr zurück, als Sie ursprünglich investiert haben.

Ein Beispiel, an das ich mich gerne erinnere. Zwei Tage vor einem Flug nach Ruanda gab es in unserem Lieblings-Supermarkt einen Laptop mit vielversprechender Ausstattung. Die Verkäuferin erklärte uns, dass sie die Verpackung nicht öffnen dürfe. Anweisung der Geschäftsleitung. Waren in geöffneten Verpackungen dürften nicht mehr an andere Kunden verkauft werden.

Als ich ihr sagte, dass ich die besonders angepriesene Hintergrundbeleuchtung gerne sehen würde, weil die maßgeblich für unsere Kaufentscheidung sei, überlegte sie nur einen kurzen Augenblick. Dann packte sie den Computer aus, zog den Stecker der

Kühltruhe aus der Dose und schloss den Rechner an. Die Qualität der Anzeige war vorzüglich. Wir haben den Rechner gekauft.

Sie ist über ihren Schatten gesprungen, weil wir ihr Vertrauen besaßen. Sie wusste, dass sie sich auf uns verlassen konnte. Wenn der PC die versprochene Bildqualität hatte, dann würden wir ihn kaufen. Anschließend sagte sie: „Das einzige Risiko war, dass die Werbung besser war als das Produkt. Und das wollte ich jetzt selbst wissen."

Fazit: Vertrauen macht stark. Freundlichkeit ist die Basis für Vertrauen. Wer sich über Besitz definiert ist arm dran. Mehr haben bedeutet nie mehr sein. Man ist nur (finanziell) reicher. Das ist alles. Und, man ist es, gewollt oder ungewollt, meist auf Kosten anderer.

Mich interessiert immer nur „wer" jemand ist, nicht „was" jemand besitzt. Deshalb reicht mein Freundeskreis von Hartz-IV-Opfern bis zu Multimillionären. Und das Schöne ist, wenn die zusammentreffen, dann zählt ebenfalls nur der Mensch. Wenn alle Beteiligten nach so einem Treffen sagen: „Das ist Eine/r von uns", dann ist etwas Wesentliches richtig gelaufen.

Damit Sie mich nicht falsch verstehen. Das sind keine „Friede, Freude, Eierkuchen"-Freundschaften. Da fliegen oft die Fetzen. Da gibt es absolut divergierende Meinungen und Ansichten. Was allerdings alle vereint, ist die Grundeinstellung: „Lass dem Anderen das Anderssein!" Wen man nicht überzeugen kann, den wird man sicher nicht zu überreden versuchen. Das würde auch nicht funktionieren. Und über allem steht die Erkenntnis: Wissen hat keinen finalen Aspekt.

Um das Bild abzurunden noch ein paar Worte zu meiner Frau. Da läuft es ähnlich wie mit unseren besten Freunden. Auch bei uns fliegen manchmal die Fetzen. Allerdings ebenfalls ohne zu verletzen. Was laut ausgesprochen wird, kann nicht zu einer schleichenden Vergiftung der Beziehung führen. Das ist wichtig und wesentlich. Für uns. Wer die Liebesromane aus den letzten Jahrhunderten kennt, die immer mit „Und da wurden sie eins" endeten, der wird mich verstehen. Wenn aus Eins und Eins kein Zwei plus wird, dann handelt es sich um eine austauschbare Besser-als-Nichts-Beziehung. Und die wollen wir beide nicht.

So, jetzt haben Sie eine Basis, ein Bild, mit dem Sie meine Art des Umgangs mit der Multi-Epikrise einordnen können. Die beste Möglichkeit, um eigene Schlüsse zu ziehen, und im „Ernstfall" Ihre ganz persönliche Linie zu verfolgen. Erfolgreich!

-Notiz-
Auch in diesem Buch lassen wir Ihnen den notwendigen Freiraum, um es mit eigenen (spontanen) Notizen zu Ihrem Buch zu machen. Sachbücher werden wertvoller, wenn Sie Ihre Gedanken zum Thema darin festhalten.

Auf dem Weg zur Epi-Krise

- 18 Monate danach
- Ausgesteuert
- Von der BA zur ARGE

„Man ist immer ungenügend informiert, wenn man nicht selbst betroffen ist", sagte ein befreundeter Arzt zu mir, als ich ihn nach seiner Meinung zur Aussteuerung fragte. „Die meisten Patienten, die damit konfrontiert werden, sind total überrascht."

Na bitte, dachte ich mir, da gehörst du auch einmal zu einer Mehrheit. Denn ich war genauso überrascht, als die AOK nach 18 Monaten schrieb, dass nunmehr ihre Zuständigkeit für mich abgelaufen sei. Jetzt sei das Arbeitsamt dran. Dort sollte ich mich melden. Schnellstens. Damit mein Versicherungsschutz nicht entfällt. „Die BA (Bundesagentur für Arbeit) ist jetzt Ihr Leistungsträger", teilte mir die nette Sachbearbeiterin der AOK mit.

Also machte ich mich auf den Weg zu meiner örtlichen BA-Filiale. Da ging es wesentlich unpersönlicher zu. Die Damen, eine am Computer, die andere, wesentlich jüngere, als Ausbilderin daneben. Mein freundliches: „Sie heißen bitte wie?" wurde ignoriert. Von beiden. „Beantworten Sie die Fragen, die ich Ihnen vorlese", war die höflichste Antwort, die ich von der (deutlich!) Älteren bekommen konnte.

„Beruf?", fragte sie. Ich habe nie gedient, aber in einschlägigen Filmen diese Tonart auf Kasernenhöfen gehört. „Journalist", antworte ich. „Wo studiert?", kam es wie aus der Kanone geschossen von der deutlich älteren Dame. „Journalismus ist kein Lehrberuf, und ein Pflichtstudium gibt es ebenfalls nicht", klärte ich sie auf.

Das überzeugte sie offensichtlich nicht. Sie schaute nochmals auf ihren Computer, um mir dann zu erklären: „Das Programm sagt eindeutig, wenn Sie nicht Journalismus studiert haben, dann sind sie kein Journalist. Also: Beruf???" Wir einigen uns mit dem Programm auf Redakteur und Schriftsteller. Das geht widerspruchslos. Und mir ist es sehr egal. Einige Politiker und Kollegen würden dem Programm der BA sicher begeistert zustimmen. Jetzt ist es amtlich.

Dem Ärztlichen Dienst der BA muss ich die Genehmigung geben, bei meinem Hausarzt Einsicht in die Krankenakte anfordern zu können. Das bringt man mir mit dem Hinweis näher, dass ich sonst keine Leistungen beanspruchen könne. Ein Akt mit Folgen.

Ich bin übrigens immer noch krankgeschrieben. Nach nur vier Tagen erhalte ich die Leistungsbestätigung der BA und die Bestätigung der Weiterversicherung. Drei Wochen später wird die Leistungsbestätigung zurückgenommen. „Sie sind arbeitsunfähig. Damit haben Sie kein Anrecht auf Leistungen des Arbeitsamtes."

Ich schreibe einen Widerspruch. Dem wird stattgegeben. „Erster Versuch abgewehrt", denke ich mir. Was machen Menschen mit weniger Widerspruchsgeist? Ich fange an, darüber nachzudenken. Da greift wieder meine Revierprägung.

Es geht einige Wochen hin und her, dann werde ich doch zur ARGE abgeschoben. „Ermessensspielraum", argumentiert die Leiterin der BA. Von dem macht man gern und häufig Gebrauch, wie mir einige Arbeitslosen-Initiativen bestätigen. „Da musst Du durch, jetzt wirst Du viel Spaß mit der ARGE haben. Die leben von Meidbewegungen", kündigt mir der Leiter einer HARTZ-IV Initiative an.

Recht hat er. Man will mich zum Sozialamt abschieben. Dort sagt man mir: „Das versuchen ‚DIE' (ARGE) immer wieder. Lassen Sie sich nicht unterbuttern. Sie sind im Recht. Sie haben ja sogar noch Anspruch auf Arbeitslosengeld 1. Sie haben doch Ihre Beiträge bezahlt. Steht hier doch."

Also zurück zur ARGE. Mittlerweile kenne ich jede Menge Betroffene, die am Rande der Verzweiflung stehen oder bereits resigniert haben. Das spornt mich an. Mein Robin-Hood-Syndrom greift. Ich führe einen Stellvertreter-Krieg mit ARGE und BA.

Die Fallmanagerin (toller Titel!) der ARGE legt mir eine Kopie des Ärztlichen Dienstes der BA vor. Zu meinem Erstaunen sind dort alle denkbaren Diagnosen und Erkrankungen, die SM-Ärzte in den letzten Jahrzehnten aufgestellt oder festgestellt haben, detailliert aufgeführt. Ein eindeutiger Bruch der ärztlichen Schweigepflicht. Sie zieht mir, auf meinen ausdrücklichen Wunsch, eine Kopie.

BA und ARGE hätten allenfalls Anspruch auf eine Prognose und einen Statusbericht zu meiner aktuellen und künftigen Arbeitsfähigkeit gehabt. Die findet man in etwa drei Zeilen des Gutachtens. Sinngemäß steht da: „Noch bis zu sechs Monate arbeitsunfähig." Daraus resultiert ein Leistungsanspruch gegen die ARGE. Erst wenn die Prognose über sechs Monate hinausgeht, gibt es keinen Anspruch.

Ich nehme Kontakt mit dem sächsischen Datenschutzbeauftragten auf. Der bittet mich, „wegen der bundesweite Bedeutung", den Vorgang an den Bundesdatenschutzbeauftragten weitergeben zu dürfen. Dem stimme ich zu. Es dauert fast neun Monate bis die BA sich bei mir entschuldigt und bestätigt, dass „sämtliche Gesundheitsdaten aus dem Verwaltungs- und Vermittlungsbereich gelöscht wurden und nur noch Ärzte darauf Zugriff nehmen können."

Zurück zur ARGE. Dort verweigert man mir jegliche Leistung. Ich weise auf die Dringlichkeit hin, weil ich, wie bekannt, meine Cortison-Präparate benötige. Sie erinnern sich, mein Revierkonfliktbedingtes Asthma. Das einzige Resultat: Die AOK teilt mir mit, dass ich mangels Leistungsträger nicht mehr versichert bin. Die ARGE blockt.

Das macht mich konfliktaktiv. Wenn Sie die Neue Medizin kennen und verstanden haben, dann wissen Sie, was das bedeutet. Meine Widerstandskräfte wachsen. Zudem bekomme ich Unterstützung aus unserem Forum und von einigen bekannten Ärzten.

Selbst aus dem Ausland schickt man mir Prednisolon, Berodual und Symbicort. Später auch Strodival (Strophanthin). Alles, was zur Symptomunterdrückung angesagt ist, um aktiv zu bleiben.

Zu dieser Zeit werde ich mit Irene Behrmanns Regressionstherapie konfrontiert. Irene ist als Rena im faktor-L Forum Moderatorin für den Spezialbereich Pränatalzeit und Geburt zuständig. Das macht sie kompetent und souverän. Nur deshalb interessiere ich mich für ihre Bücher über die von ihr entwickelte Regressionstherapie.

Bei mir war Regression nämlich irrtümlich synonym mit Rückführung gespeichert. Sie wissen von was ich rede? Rückführung stellt den Anspruch, Menschen in vorherige Leben zurückzuführen, um Probleme in diesem Leben zu erklären und möglichst zu lösen. Das ist mir persönlich zu esoterisch. Ich kann damit nichts anfangen. Denn ich bin in dieses Leben voll eingebunden. Ob es davor welche gab und danach welche gibt, ist für mich nicht relevant. Ich erinnere mich auch an kein früheres Leben. Gut, ich kann auch nicht Seiltanzen. Was die professionellen Seiltänzer absolut nicht dazu führt, ihre Kunst infrage zu stellen. Sie tanzen weiter. Und das mit Recht.

Ganz nebenbei: *„Das Nicht-Wahrnehmen von etwas beweist nicht dessen Nicht-Existenz."* Allerdings reduziert es häufig seine Relevanz.

Renas Regressionstherapie beginnt mit der Zeugung. Sie befasst sich also mit dem real existierenden Menschen. Mit der aktuellen Person. Also mit Ihnen und mir, wenn wir das auf den Punkt bringen wollen. Und darum geht es. In diesem Fall also um mich. Und Sie können an dem teilnehmen, was ich für mich herausgefunden habe. Vielleicht macht es Sie neugierig auf das, was in Ihnen zu finden ist.

Ich gehöre nicht zu den Menschen mit permanent fotografischem Gedächtnis. Will sagen: Ein bewusster Sprung an einen beliebigen Zeitpunkt meines Lebens ist mir nicht möglich. Also gehe ich Schritt für Schritt dem Auslöser meiner Revierprägung auf den Grund. Allerdings ohne direkte Hilfe eines Therapeuten. Und das hat Konsequenzen. Mit typischem Macho-Ego rase ich praktisch durch meine Vergangenheit, statt Punkt für Punkt abzuarbeiten. Immer nach dem Muster: Erkannt, weiter, erkannt, weiter etc.! Ohne die Stationen wirklich abzuarbeiten. Im Schnelldurchgang. Ungeduldig.

Wenn es um mich selbst geht, bin ich bis zur Rücksichtslosigkeit ungeduldig. Sagt, zum Beispiel, meine Frau. Und ich lege mir eine CD von Georg Danzer auf, der so treffend singt: „Und ich frag mich, wie ein gescheiter Mensch wie Du so blöd sein kann." Ich antworte ihm posthum, er ist leider viel zu früh nach einer Chemo verstorben, indem ich seinen Folgetext etwas abwandle: „Ich bin unzurechnungsfähig, wenn ich lauf, da hält mich nichts auf!"

So lasse ich die Bilder der Vergangenheit auf mich zukommen. Sehe Situationen, in denen meine ausgeprägte Reviersorge deutlich wird. Halte mich nicht auf, sondern warte auf frühere Bilder. Schließlich will ich den Ursprung meiner Revierkonstellation herausfinden, der mich ganz offensichtlich auf eine Schiene gebracht hat, auf die ich immer wieder auffahre, und auf der ich von einem Konflikt zum nächsten trudele.

Ein paar Impressionen lassen mich sekundenlang verweilen. Ich erinnere mich mit der Deutlichkeit, als wäre ich aktuell als Betrachter der Szenen dabei. Fühle, was ich damals gefühlt habe. Aber es gibt noch immer ein „Davor". Also weiter.

Bei einer Schulhofszene verweile ich etwas länger. Ich bin elf Jahre und dünn wie ein Stecken. Klassenkeile soll es geben. Gegen einen Jungen, der nicht viel dazu beigetragen hat, ihn zu mögen. Sicher sollte ich mich heraushalten. Denn auch bei mir hat er keine Sympathiepunkte auf dem Konto. Aber 14 zu 1 ist kein akzeptables Verhältnis. Er steht da und heult wie ein Schlosshund. Angst pur. Es gibt immer einen in der Klasse, den die anderen zum „Chef" machen. Zum Anführer. Der sagt ihnen dann, was zu tun ist. Selbst eingreifen wird er in der Regel nicht. „Haut ihm auf die Fresse. Klassenprügel", sagt er jetzt. Und ich kann mich nicht raushalten. Mein Revier halt.

„Lasst ihn in Ruhe, ihr Feiglinge", brülle ich, als die Menge sich in Bewegung setzt. Ein knappes „Halts Maul, sonst bist Du der Nächste", kann mich nicht aufhalten. Ich renne durch die Jungs und springe den Anführer an, so dass er hinfällt und unter mir zu liegen kommt. Er ist so verdutzt, dass er sich nicht wehren kann. Ein paar Schläge ins Gesicht, und er heult, statt sich zu wehren. „Haut ab, sonst prügle ich ihn windelweich", brülle ich die Jungs an. Die warten auf ein Zeichen ihres Anführers. Der heult weiter. Für seine Jungs ein Zeichen, sich zu trollen. Ich steh auf, und zische ein atemloses „Hau ab, sonst verprügle ich dich richtig!" Er steht auf und rennt heulend davon.

Am nächsten Tag wird er mich damit überraschen, dass er mir seine Freundschaft anbietet. Seine Mutter hatte ihm gesagt, dass ich genau das Richtige getan hätte. Er solle sich mit mir vertragen. Er hat übrigens nie wieder zur Klassenkeile aufgerufen. Freunde wurden wir nicht. Aber so etwas wie Respekt hatte sich entwickelt. Der Junge, dem ich geholfen hatte, hasste mich dafür. Nachhaltig. Wie er mir etwa 30 Jahre später bei einem der wenigen Klassentreffen vorhielt, an denen ich teilgenommen habe.

Auf dem Heimweg schlage ich mich in die Büsche am Schulsportplatz. Ich zittere, schnappe nach Luft und bekomme Herzrasen. Wie ich heute weiß, war das die Lösung meines akuten Revierkonfliktes. Allerdings fährt der Zug auf den vorhandenen Schienen weiter. Also suche ich weiter, nach dem Ursprung.

Das hört sich einfacher an, als es ist. Für jemand, der, wie ich, im Hier und Jetzt verhaftet ist, gestaltet sich das Einlassen auf die Vergangenheit etwas schwierig. Das ist in etwa so, als würde ein Bergsteiger kurz vor dem Gipfel eines Achttausenders nochmal schnell zum Startpunkt zurückgehen, um nachzuprüfen, ob er mit dem rechten oder dem linken Fuß begonnen hat. Egal. Den Punkt hat er mit jedem Schritt erreicht. Und das Ziel ist der Gipfel. Denn im Leben kann man keinen gegangenen Schritt rückgängig machen. Erst recht keinen von essentieller Bedeutung.

Meine Regressions-Tour unterstreicht das deutlich. Die Handlungen sind „gehandelt". Der Handel kann nicht rückgängig gemacht werden. Das wäre nur möglich, wenn ich physisch an den Punkt zurückkehren und genau an der Stelle wieder einsetzen könnte. Vielleicht wäre Zeitreise eine Möglichkeit. Einfluss nehmen an Ort und Stelle.

Aber auch das erscheint mir unmöglich. Nehmen wir einmal hypothetisch an, Zeitreise wäre möglich. Wir würden an einem unserer zentralen Konflikte ansetzen, um die Situation zu ändern. Und dann? Nach der Änderung, und da bin ich sehr sicher, wäre der „Veränderte" nicht mehr mit dem „Veränderer" identisch. Denn wir sind als Persönlichkeiten das Resultat unseres Handelns. Wir sind die Summe unserer Erfahrungen. Und, die Frage stellt sich, wie viel unserer Persönlichkeit würde bei so einer Korrektur verloren gehen?

Aus der Station „Klassenkeile" habe ich im Rückblick mitgenommen, dass ich schon damals auf Lösungen von Revierkonflikten mit Problemen der Atemwege (Schnappatmung) und des Herzens (Herzklopfen) reagiert habe.

Im Rückblick kann ich die Schwere der Epi-Krise natürlich nur subjektiv beurteilen. Aber das ist immer so, wenn man etwas bewältigt hat. Andernfalls wäre die Menschheit wahrscheinlich schon ausgestorben. Oder glauben Sie, dass eine Frau, die sich an den Schmerzlevel einer Geburt 1:1 erinnert, unvoreingenommen die nächste Schwangerschaft plant? Gut, abgesehen von den wenigen Frauen, die tatsächlich (fast) schmerzlos entbinden. Ich erinnere mich an eine Tante, die ihre Kinder (acht!) zwischen Essen kochen und Mahlzeit servieren zuhause zur Welt gebracht hat. Aber das ist wohl eher die Ausnahme.

Lassen Sie mich an dieser Stelle eine kleine Pause einfügen. Um Ihre Eindrücke zu verarbeiten, und gegebenenfalls auf der folgenden Seite ein paar Notizen zu machen. Wenn sich aus diesem Kapitel etwas für Sie ergeben hat, das Sie gerne festhalten wollen.

-Notizen-

Überleben? Kann ich!

- Schmerz-Training
- Stricken und Lesen
- Der Ur-Konflikt

Überleben kann ich. Das habe ich gelernt. Praktisch vom ersten Tag meiner Existenz an. Es ist viel leichter, als einfach aufzugeben. Zumindest ist das meine Erfahrung. Und ich hatte das perfekte Training. Doch dazu kommen wir noch. Im Laufe der Regression. Schritt für Schritt zurück, wie ich es erlebt habe.

Immer wieder Bilder, die ein „Da-war-noch-was" als Botschaft mit sich tragen. Bei manchen verweile ich, weil sie Szenen zeigen, die mich maßgeblich geprägt haben. Das hilft beim Gesamtbild. Zumindest mir.

Mein vier Jahre älterer Onkel taucht vermehrt auf. Der jüngste Bruder meiner Mutter. Mit 14 schon 1,80 Meter groß. Stark. Rein physisch gesehen. Dem stand ich mit zehn Jahren gegenüber. Klein. 1,50 Meter. Dürr. Aber mit einem (Zitat) „bitterbösen Mundwerk" ausgestattet. Wir teilten uns unter der Woche, seit meiner Einschulung, etwa fünf Jahre lang ein Zimmer. Zu der Zeit lebte ich unter der Woche bei den Eltern meiner Mutter, meinen Großeltern.

Diskussionen mit meinem Onkel, und deren gab es viele, endeten stets nach dem gleichen Muster. Ihm gingen die Argumente aus, ich bezog Prügel, weil ich den Mund nicht halten konnte (wollte). Als Rechtshänder traf er bevorzugt meine linke Brustseite. In das Gesicht schlug er mich nichtmehr, seit mein Opa ihm sehr deutlich gezeigt hatte, dass er mein in allen Farben schillerndes Veilchen nicht besonders attraktiv fand. Da war ich Acht.

Im Rahmen der Regression drängte sich nun ein Bild auf, welches typisch für dieses „Schmerz-Training" ist. Mein Onkel hat schon viele Minuten auf mich eingeschlagen. Wut, Zorn und eine gewisse Verzweiflung lassen ihn in Tränen ausbrechen. „Ich kann Dich doch nicht totschlagen", stellt er fest. „Stimmt! Warum versuchst Du es dann immer wieder?", reize ich ihn. Das bringt mir das „Blaue Auge" ein. Erst als er eine Lehrstelle angenommen hatte, änderte sich die Situation. Es kam nie wieder zu Prügelszenen. Wir wurden sogar richtige Freunde. Später. Als wir feststellten, dass er sich nie wieder mit Worten hat provozieren lassen und mich seither kein Schmerz beindrucken kann. So gesehen, ein erfolgreiches Training für beide.

Ich hatte gelernt, einen körperlich weit überlegenen Angreifer damit auszukontern, dass ich über seine Angriffe lachte. Sehr deprimierend für jemand, der nur Gewalt als Argument kennt und damit ansonsten sehr erfolgreich agiert, wie ich später immer wieder einmal feststellen konnte. Wer völlig unbeeindruckt vom zweiten Schlag eines solchen Menschen wirkt, der gewohnt ist, seine Kämpfe mit dem ersten Schlag zu entscheiden, ist immer im Vorteil.

Heute ist mir klar, weshalb ich es nach der Beendigung unserer Trainingsjahre mit einer sogenannten „feuchten Rippenfell-entzündung" (Pleuritis exsudativa) bis in das Sterbezimmer eines Krankenhauses schaffte. Der Konflikt war gelöst. Es kam zu einem Erguss in der betroffenen Körperseite. Was die Schulmediziner daraus machten, werde ich an einer späteren Stelle des Buches schildern.

Jetzt kommen wir zum nächsten Bild auf meiner Regressions-Tour. Ich bin vier Jahre alt und sitze mit Strickzeug und einem Buch mit meiner Mutter zuhause. Meine Mutter liest und strickt ebenfalls. Stricken deshalb, weil meine Mutter immer beim Lesen strickt. Pullover und Westen. Ich stricke bunte Schals. Einfach deshalb, weil ich als Kind ganz sicher war, Lesen geht ohne Stricken nicht. Ich hatte ja stets das Beispiel meiner Mutter vor Augen. Und hinterfragt hatte ich diese Kombination nie. Ganz nebenbei wurde ich zu einem allseits gefürchteten „Hinterfrager", nachdem mir klar wurde, dass ich ein „Muss" aus einem „Kann" herausgelesen hatte. Meine Lesekarriere verlief ab diesem Zeitpunkt Stricknadelfrei.

Zurück zur Bilder-Szene. Aus irgendeinem Grund, der im Rückblick nicht greifbar ist, frage ich meine Mutter, weshalb ich keine

Geschwister habe. „Du hast drei Brüder", sage ich. Zur Unterstützung. Es klingt fast vorwurfsvoll.

Sie schaut mich an. Eine ganze Weile. Dann sagt sie: „Du bist schon groß…", und macht eine Pause. Seit ich mich erinnern kann, bedeutet „Du bist schon groß" immer Verzicht. Weihnachten bin ich „schon groß", wenn es statt Spielsachen eine längst notwendige Jeans gibt. „Das Geld ist halt knapp", verstehe ich selbst da schon. Prompt taucht das Bild der Görlitzer Montagsdemo auf. Die läuft aktuell noch immer. Alles Opfer unserer Hartz-Sozialisierung. Die haben alle nicht viel. Und „das Geld ist knapp" leben die heute noch. Mein Revier-Syndrom meldet sich. Doppelt. Also hole ich tief Luft und arbeite weiter daran. Sieht so aus, als wäre ich dem Urkonflikt schon näher gekommen.

Die Situation hat bizarre Aspekte. Ich sehe das Wohnzimmer. Meine Mutter und ich haben unsere Bücher mit dem Rücken nach oben auf den Oberschenkeln liegen. Sie strickt weiter. Ich sehe die Szene sowohl aus meiner Sicht, als auch aus meiner damaligen Sicht. Aktiv und passiv also. Die Farben sind blass. Aber alles ist deutlich.

Meine Erinnerung läuft einen Moment schneller, als die Regressions-Szene. „Du hattest eigentlich ein Geschwisterchen", wird sie gleich sagen. Die Szene setzt tatsächlich genau mit diesem Satz wieder ein.

„Aber das ist vor der Geburt gestorben", geht das Gespräch weiter. „Eigentlich wollte ich zu der Zeit keine Kinder. Ich hatte mich gerade von Deinem Vater getrennt", erklärt sie mir. „Da ist dein Zwilling gestorben. Aber Du hast ja überlebt." Dann fragt sie mich, wie mir das Buch gefällt. Via Mala. Sie lenkt mich erfolgreich vom Thema ab. In der Regression funktioniert das natürlich nicht. Wieder ein Punkt geklärt. Etwas später erzählt sie mir ganz nebenbei, dass ich einen Abtreibungsversuch überstanden habe. Mein Zwilling nicht.

„Wenn ich ‚groß' bin soll ich sie nochmals fragen, was Abtreibung bedeutet. „Jetzt bleibt das unser Geheimnis!" Etwa 14 Monate später kommt meine Schwester auf die Welt. Aber das ist eine andere

Geschichte. „Du wolltest doch ein Geschwisterchen", wird meine Mutter dann sagen. Über Abtreibung wollte sie zu diesem Zeitpunkt nicht mit mir reden. Meine Schwester kommt unbeschadet auf die Welt. „Wunschkind" wird sie sie nennen und sich kurz darauf von unserem Vater scheiden lassen.

„Du bist ein großer Junge, und künftig für deine Schwester verantwortlich. Ich verlasse mich auf dich!"

Bis auf das „künftig" wird dieser Satz für Jahre zum Standard. Passt natürlich in meine Revierprägung. Als meine Schwester sich mit drei Jahren den Arm bricht, während ich in der Schule bin, fällt auch das in mein Revier. „Du warst verantwortlich für deine Schwester", wird meine Mutter mir vorwerfen. „Hättest Du ihr nicht immer vorgemacht, wie Du an der Teppichstange rumkletterst, dann wäre das nicht passiert!" Revier bleibt selbst dann, wenn man es aus zwingenden Gründen verlässt. Das habe ich damals gelernt.

Die Konfliktlösung passt in das Profil der Neuen Medizin. Ohrfeige, Herzrasen, Atemnot, Ohnmacht. Dann war das Thema erledigt. Für mich. Mein Revier hatte sich erweitert und es bedurfte keiner persönlichen Anwesenheit mehr, um mich in die Verantwortung zu nehmen. Die Erfahrung hat mir unterbewusst immer dann geholfen, wenn ich im späteren Leben die Verantwortung für eine Gruppe übernommen habe. Ob als Bandleader, Vater, Chefredakteur oder Unternehmer. Hinzu kam (und kommt) noch das revierbedingte Robin-Hood-Syndrom.

Zurück zur Regressionstour. Auch diese Station war noch nicht die Startlinie für meine Revier-Prägung. Schon während die Szene ablief, war mir das klar. Bei einem Glas RoCo (Rotwein/Cola) ließ ich alle Bilder zu, die sich nach dieser Szene aufdrängten. Bis zum Armbruch. Was dann folgte, waren eher Blitzlichter auf Szenen aus meiner Jugend. Weiter zurück ging es in diesem Moment nicht. Aber die Bilder und Szenen hatten alle einen engen Bezug zu meiner Revierprägung.

Flashlights. Von Krankenhausaufenthalten, vom Fußballverein, Kindergarten und Schule. Szenen mit meinen Onkels, die vier, acht und zwölf Jahre älter waren als ich. Immer gab es Situationen, in denen meine Revierprägung zum Tragen kam. Unabhängig vom Alter habe ich mich stets eingemischt, in Front gestellt und mich als Mediator versucht. Sobald es Unordnung in meinem Revier gab, stand ich auf der Matte, um das herbeizuführen, was ich für Gerechtigkeit hielt. Alter und körperliche Kraft waren dabei für mich kein Argument. Den Glauben an Gleichheit und Gerechtigkeit hielt ich in aller Naivität hoch.

Im Rückblick verstehe ich, weshalb meine Mutter immer erzählte, ich wäre ein kränkliches Kind gewesen. Musste sie so sehen. Schließlich bin ich von einem DHS ins nächste gestolpert. Genauer gesagt, immer wieder auf meine Revierschiene aufgefahren. Konflikt – Lösung, Konflikt – Lösung, immer wieder. Oft mehrmals am Tag. Natürlich immer mit den üblichen Symptomen. Herzflattern und Atemnot. Atemnot häufig bis zur Ohnmacht.

Meist gelang es mir, mich auf die Toilette zurückzuziehen, bevor es zu einem Ohnmachtsanfall kam. So wollte ich mich natürlich nicht in meinem Revier zeigen: Schwach und angreifbar. Zumeist ist es mir gelungen. Das brachte mir den Ruf ein, zäh und stur zu sein. Gleichaltrige legten sich nur sehr ungern mit mir an. Auch wesentlich ältere Jungs, waren eher vorsichtig.

Jetzt kommt eine Szene hoch, in der ich etwa fünf Jahre alt bin. Ein Junge aus der Nachbarschaft, gut vier Jahre älter, hat mir ohne Grund, einfach weil ich präsent war, die Nase blutig geschlagen. Ich laufe zum Haus meines Großvaters. Heulend und mit blutiger Nase. Er hört mich an und gibt mir einen Rat, den ich mir ein Leben lang zur Regel machen sollte. „Hast Du angefangen", fragt er. „Nein", sage ich. „Hast Du dich gewehrt", fragt er. „Nein, der ist doch viel stärker", heule ich. „Wenn Du dich nicht wehrst, wird er Dich immer wieder prügeln, wenn er Lust darauf hat. Also wehre Dich, dann sucht er sich künftig ein anderes Opfer", sagte mein Opa.

„Aber der ist doch viel stärker", schluchze ich. „Na und? Wenn Du dich wehrst, dann tut ihm das auch weh. Also wird er es sich künftig überlegen, ob Du das richtige Opfer bist. Er wird sich lieber jemand suchen, der heulend wegläuft und nicht zurückschlägt." Er schaut mich nochmal prüfen an, und fährt fort: „Wenn Dich jemand angreift, dann gibt es kein Fairsein oder so einen Quatsch. Wenn dich jemand angreift, dann hast Du das Recht Dich mit allen Mitteln zu verteidigen, die Dir zur Verfügung stehen. Mit allen Mitteln!!!"

Ich habe aufgehört zu heulen. Laufe wieder raus, um mir Torsten (den Jungen) vorzunehmen. Der steht am Spielplatz und lacht, als er mich mit blutender Nase und verheultem Gesicht kommen sieht. Daraufhin habe ich ihm auf die Nase geboxt, und solange zugeschlagen und getreten, bis er heulend weglief. Am nächsten Tag wurden wir Freunde. Und er hat nie mehr die Hand gegen mich gehoben. Ich hatte gelernt, dass sich wehren befriedigender ist, als zu erdulden. Herzflattern und Japsen waren an diesem Tag erträglich.

-Notiz-
Das scheint mir ein guter Moment für eigene Notizen zu sein. Bitteschön.

Während meiner Regressions-Tour begann eine Serie von Herzinfarkten. Auf meiner persönlichen Skala erreichten sie in der Spitze Level Drei. Sehr schmerzhaft, sehr unangenehm, aber erträglich. Nach etwa vier Tagen, konnte ich auf Level Drei schon herumlaufen, telefonieren und Kaffee kochen. Obwohl die Attacken teilweise bis zu 70 Minuten anhielten. Aber man gewöhnt sich daran, wenn man diese Schmerzen mehrmals überstanden hat.

Die Überraschungen kamen später, als ich mein Ur-DHS, die Basis meiner Revierkonstellation, gefunden hatte, und in die Multi-Lösungsphase kam. Multi-Epikrise habe ich den Zustand genannt. Die Lösung mehrerer DHSe, die auf den unterschiedlichsten Stationen meiner Revier-Konflikt-Schiene parallel ablief.

Ich wagte mich einen weiteren Schritt zurück. Mit aller Skepsis, die ich gegen pränatale Erfahrungen, also dem Zeitraum von der Zeugung bis zur Geburt, so mit mir herumgetragen hatte. Unterschwellig hatte ich diesen Bereich eher esoterisch besetzt. Durch das Vorurteil, der Mensch würde erst mit der Geburt zum Menschen. Gut. Dumm sein, also nichtwissend, ist verzeihlich, wenn man sich dem Wissen nicht verschließt.

Alles liegt so klar auf der Hand. Man muss es sich nur bewusst machen. Bei meiner nächsten Liegung, die wieder als Sitzung in meinem Schreibtischsessel stattfand, kam die Erinnerung. An meine Kinder. Die haben sich schon früh während der Schwangerschaft gemeldet. Da gab es hier eine Beule am Bauch der Mutter, dort richtig fließende Bewegungen, die man optisch verfolgen konnte. Aktionen und Reaktionen. Legte man eine Hand auf den Bauch, erzeugten die Föten einen Gegendruck. Manchmal hatte man das deutliche Empfinden, dass sie gezielt den Kontakt zur Hand suchten. Natürlich haben sie auch auf Geräusche reagiert. Insbesondere auf Musik. Und auf Stimmen. In einem Wort: Leben. Da war ganz eindeutig Leben. Viele Monate vor der Geburt. Über die Bedeutung hatte ich mir damals keine tieferen Gedanken gemacht. Jetzt war auf einen Schlag alles klar und eindeutig: Pränatale Persönlichkeiten!

Das waren wir alle einmal. Pränatale Persönlichkeiten. Also muss es auch pränatale DHSe geben. Zwangsläufig. Auch wenn es nicht jeden trifft. Auch später ist nicht jeder gleichermaßen anfällig für DHSe. Das ist eine Kernaussage der Neuen Medizin. Unendlich oft bestätigt. Es gibt Situation, die uns an einem Tag aus den Schuhen werfen und an einem anderen Tag kalt und unberührt lassen. Das kennen wir alle. Ob wir mit der NM vertraut sind oder nicht. Das haben wir ausführlich in unseren anderen Büchern aus der faktor-L Reihe beschrieben. Das Thema würde hier den Rahmen sprengen. Sorry.

Also lief ich mit fliegenden Fahnen, ohne Netz und doppelten Boden, in das spannende Feld der pränatalen Erinnerungen. Die Bilder, die dabei auftauchten, hatten nichts mit der Semi-Realität der Bilder und Szenen gemein, die während meiner Regressions-Tour in das postnatale Umfeld auftauchten. Die waren klar wie ein guter Film. Was jetzt auf mich zukam, hatte keinerlei optische Klarheit.

Das Unterbewusstsein zieht immer Vergleiche mit Bekanntem. Zumindest ist das meine Erfahrung. Die pränatale Situation erinnerte an meine ersten Schwimm- und Taucherfahrungen in der Nidda. Der Fluss war trübe und wirkte zähflüssig, sobald man untertauchte. Sicht, im Sinne von etwas erkennen, gab es eigentlich nicht. Nur unendliche reflektierende Schattierungen von Dunkel. Das Wasser wirkte wie lebendig, wenn es den Körper mit seiner Strömung berührte. Das Vorbeifließen ähnelte einem Drücken und Schieben. Jeder Schwimmbewegung wurde Widerstand entgegengebracht. Man musste hellwach sein, um den Körper richtig dirigieren zu können.

Bei den pränatalen Bildern und Szenen war das sehr ähnlich. Die Ich-Empfindung ging weit über die Körperempfindung hinaus. Die Grenzen zwischen Mutter und Fötus waren fließend, was die Empfindung der Körperlichkeit entsprach. Das Ich hatte noch nicht die Erfahrung seiner körperlichen Integrität gemacht. Die Empfindungen waren so intensiv wie namenlos. Mit meinem aktuellen Ich als Regressions-Tourist fanden sich natürlich Analogien, als ich mein pränatales Ich besuchte. Ich teilte seine Empfindungen, und erfuhr sie auf beiden Ebenen.

Ich war sowohl Zuschauer, als auch Akteur. Nach kurzer Zeit konnte ich mich in mein pränatales Ich einklinken, und die Situationen und Szenen praktisch im Original miterleben. So wie es mir bei meinen geschilderten postnatalen „Besuchen" praktisch automatisch gelungen war. Es ist in etwa so, als würden Sie sich Videos aus Kindertagen ansehen. Dann sind Sie Zuschauer und Akteur. Und ganz sicher, mit ein wenig Einfühlungsvermögen, entdecken Sie Szenen, bei denen Sie auch nach Jahrzehnten genau wissen, wie es weitergeht. Nicht nur das, Sie wissen genau, was Sie an diesen Stellen gedacht und empfunden haben. Ein gutes Hilfsmittel, um weit zurückliegende DHSe zu identifizieren und aufzulösen. Deshalb war ich ja unterwegs. Ohne diese Hilfsmittel. In meiner Jugend waren Filmkameras für die meisten Arbeiterhaushalte unerschwinglich.

Aber die reine Regressions-Tour funktioniert absolut mit dem, was Sie als Erinnerungen abgespeichert haben. Da gibt es praktisch unendliche Schichten, die entdeckt werden wollen. So viele Möglichkeiten Klarschiff zu machen, Konflikte aufzulösen, und damit das zu „heilen", was die Schulmedizin Krankheiten nennt. Im Klartext, sogenannte sinnvolle Biologische Sonderprogramme bis zum Schluss ablaufen zu lassen und symptomfrei (SM=gesund) zu werden.

In der pränatalen Regressionsphase fand ich den Ursprung meiner Revierprägung. Ich hatte auf dem Zuschauerpodium Platz genommen, während mein pränatales Ich mit meinem Zwilling in Kontakt trat. Es gab einen Kampf um das Leben meines Zwillings. Eindeutig ein Mädchen. Sie war offensichtlich der Belastung überdrüssig. Das ganze Milieu im Mutterleib war gestört, unruhig, anders. Anders als die Zeit zuvor. Unnatürlich. Mein pränatales Ich kämpfte darum, nicht alleine gelassen zu werden. Die alte Ordnung sollte wieder hergestellt werden. Die vertraute Wohlfühl-Umgebung. Meine Zwillingsschwester war unschlüssig. Sie unterstützte mich. Sie gab auf. Immer im Wechsel. Bis zu dem Zeitpunkt, an dem ihre Präsenz unwiderruflich verschwand. Ich war alleine. Mein Revier war nicht mehr komplett. Allerdings war ich nicht bereit, mein Revier aufzugeben. Auch wenn ich es jetzt alleine inne hatte.

Wenn man die Empfindungen meines pränatalen Egos übersetzen kann, dann am ehesten mit den Gefühlen: Verlust, Misstrauen, Versagen und geschärfter Aufmerksamkeit. Der pränatale Verlust meines Zwillings hat eindeutig meine Revier-Konstellation ausgelöst. Ein klassisches DHS im Mutterleib. Reviersorge, die mich bislang mehr als sechs Jahrzehnte begleiten sollte. Da war etwas von außen in mein Revier eingedrungen und hatte es gestört, teilweise sogar zerstört. Es hat jemanden, der zu meinem Revier gehörte, vernichtet.

Das Thema Revier weist einige Nuancen auf. Neben Reviersorge und Revierangst gibt es auch den Revierärger. Bei mir als Rechtshänder führt Revierärger zu Magengeschwüren. Tatsächlich bin ich auch ein Magenmensch.

Von dem zuvor geschilderten Moment bis zur Geburt erlebte ich mit Sicherheit vor allem Reviersorge, die sich mit der Geburt auflöste. Ich kam mit Keuchhusten auf die Welt. Der blieb mir fast neun Monate treu. Nach Erzählungen meiner Mutter gingen die Anfälle häufig bis zum Atemstillstand. Nach knapp neun Monaten waren sie von einem Tag auf den anderen verschwunden. Der Konflikt war endgültig gelöst. Konflikt- und Heilungsphase dauerten in diesem Fall jeweils neun Monate. Sie waren also gleich lang.

-Notiz-

Consensus – Konsens

- Das ist Konsens
- Wikipedia
- Konsens Herzinfarkt

Bevor wir zu meiner Multi-Epi-Krise kommen, zu den 100 Tagen Herzinfarkt, wollen wir kurz zur Begriffsklärung einen kleinen Ausflug in die Welt des Consensus unternehmen, der uns tagtäglich als Konsens begegnet. Die Erklärung dafür lautet: *Consensus* = *lat.* *Übereinstimmung, Übereinkunft bei dogmatischen Streitigkeiten.*

Wikipedia beschreibt das so: *Um einen Konsens zu erreichen, müssen in einer Gruppe alle die Gelegenheit haben, ihren Widerspruch gegen die Entscheidung zu äußern. Das bedeutet noch nicht gleichzeitig eine erkennbar hohe Zufriedenheit der Beteiligten mit der Entscheidung. Denn Zufriedenheit und Zustimmung sind nicht nur Zeichen fehlenden Widerstands, sondern völlig unterschiedlich geartete psychische Qualitäten.*
Selbst in einer Einzelperson können Zustimmung und Ablehnung für eine Entscheidungsalternative gleichzeitig vorhanden sein: Die Person kann durchaus ambivalent empfinden. Aus geringem oder nicht vorhandenem Widerstand auf eventuelle Zustimmung – oder umgekehrt – zu schließen, ist nicht möglich.

Wir halten das mal so fest: Konsens ist eine Übereinkunft ohne Übereinstimmung. Also ein Kompromiss, ein Vergleich. Oder, wie der Volksmund so treffend sagt, eine Einigung auf das kleinere Übel. Für alle Beteiligten. Um an der betreffenden Stelle nicht stehen zu bleiben. Allen Beteiligten ist klar, dass es zu diesem Punkt keine Übereinstimmung gibt, sondern nur eine Vereinbarung, die es ermöglicht, weiter zu machen. Das ist in Ordnung, wenn man das Ziel der Verhandlungen oder Zusammenkunft damit erreichen kann. Ein Konsens ist niemals Fakt. Nur eine Art Stillhalteabkommen, das auch vorübergehender Natur sein kann.

Eine tatsächliche Lösung wäre ein Consensus Omnium. Das bedeutet: *Übereinstimmung aller Menschen in Bezug auf eine Idee oder Ansicht.*

Lassen Sie sich das bitte einmal ein paar Sekunden durch den Kopf gehen, bevor Sie weiterlesen.

....

....

Danke.

Sicher fällt Ihnen jetzt auf (oder ein), dass man uns tatsächlich jeden Tag Konsens als Consensus Omnium verkaufen will. Nicht als Übereinkunft, sondern als Übereinstimmung, Fakt, Gesetzmäßigkeit. Wikipedia ist ein „gutes schlechtes Beispiel" dafür. Sobald es um strittige Themen geht wird uns dort Konsens als Consensus Omnium verkauft.

Dabei ist das sehr durchsichtig. Betroffene selbst sollen dort keine Stellungnahme abgeben. Es fehlt bei Wikipedia also das wesentliche Element eines Konsens: *Um einen Konsens zu erreichen, müssen in einer Gruppe alle die Gelegenheit haben, ihren Widerspruch gegen die Entscheidung zu äußern.*

Wenn ich also jetzt Wikipedia zum Herzinfarkt zitiere ist das nur die Widergabe des momentanen Konsens der Schulmediziner, oder das, was man uns im Alltag als solchen verkaufen will. Da Ärzte sich aber in der Regel an diesem Pseudo-Konsens orientieren, will ich ihn hier wiedergeben. Auch meine SM-Ärzte haben sich immer wieder an ihm orientiert und ihn als Consensus Omnium interpretiert. Man hat also mittels EKG mehrere Herzinfarkte bei mir diagnostiziert.

Infarkt hat als Diagnose stets einen sehr lebensbedrohlichen Aspekt. Ich bediene mich wieder der Definition von Wikipedia, um das zu unterstreichen: *Ein Infarkt ist ein Gewebsuntergang (Nekrose) infolge einer Sauerstoffunterversorgung (Hypoxie) durch unzureichenden Blutzufluss (Ischämie).*
Und weiter zur Nekrose bei Wikipedia:

Unter einer Nekrose (gr. νέκρωσις nékrosis „Absterben") wird in der Biologie und Medizin der am lebenden Organismus stattfindende, pathologische Untergang einzelner oder mehrerer Zellen verstanden (auch Nekrobiose genannt).

Und nun direkt zum Herzinfarkt (Wikipedia):

Der Herzinfarkt, Herzanfall oder Myokardinfarkt (umgangssprachlich auch Herzkasper) ist eine akute und lebensbedrohliche Erkrankung des Herzens. Eine in der Humanmedizin gebräuchliche Abkürzung ist AMI (acute myocardial infarction). Es handelt sich um Absterben oder Gewebsuntergang (Infarkt) von Teilen des Herzmuskels (Myokard) auf Grund einer Durchblutungsstörung (Ischämie), die in der Regel länger als 20 Minuten besteht.

Leitsymptom des Herzinfarktes ist ein plötzlich auftretender, mehr als 20 Minuten anhaltender und meist starker Schmerz im Brustbereich, der in die Schultern, Arme, Unterkiefer und Oberbauch ausstrahlen kann. Er wird oft von Schweißausbrüchen, Übelkeit und evtl. Erbrechen begleitet. Allerdings treten bei etwa 25 % aller Herzinfarkte nur geringe oder keine Beschwerden auf.

Im Gegensatz zum Angina-Pectoris-Anfall kommt es beim Herzinfarkt immer zum kompletten Gewebsuntergang eines Teils des Herzmuskels, in den meisten Fällen durch Blutgerinnsel in einer arteriosklerotisch veränderten Engstelle eines Herzkranzgefäßes.

In der Akutphase eines Herzinfarktes treten häufig gefährliche Herzrhythmusstörungen auf. Auch kleinere Infarkte führen nicht selten über Kammerflimmern zum Sekundenherztod, etwa 30 % aller Todesfälle beim Herzinfarkt ereignen sich vor jeder Laienhilfe oder medizinischen Therapie.

Weiter mit der Angina pectoris (Wikipedia):

Angina pectoris (Syn.: Stenokardie, deutsch: Brustenge, Herzschmerz, Abk. AP) ist ein anfallsartiger Schmerz in der Brust, der durch eine Durchblutungsstörung des Herzens ausgelöst wird. Meist beruht diese auf einer Engstelle (Stenose) eines Herzkranzgefäßes.

Angina pectoris wird entweder durch körperliche oder seelische bzw. psychische Belastung verursacht, meistens im Rahmen einer vorher bestehenden Koronarsklerose. Eine Sonderform ist die Prinzmetal-Angina, hier wird eine vorübergehende Ischämie des Myokards durch einen Spasmus der Koronararterien ausgelöst. Die Dauer eines Anfalls liegt zwischen Sekunden und Minuten. Auch das Kardiale Syndrom X löst eine Angina Pectoris aus.

Unterscheidung des Auftretens in Ruhe (Ruhe-AP) oder unter Belastung (Belastungs-AP). Von der Ruhe-AP geht eine unmittelbare Infarktgefahr aus.

Eine Unterscheidung von AP und Herzinfarkt ist manchmal mit dem Medikament Glyceroltrinitrat möglich. Bei einem AP-Anfall kann das Medikament gut helfen und Schmerz und Enge in der Brust lassen deutlich nach. Allerdings sollte man sich nicht auf diese Art der Unterscheidung verlassen.

Jetzt haben Sie eine, wenn auch nicht komplette, Übersicht, über die Symptome, mit denen ich während meiner Multi-Epi-Krise konfrontiert wurde. Durch meine Kenntnis der Neuen Medizin allerdings angstfrei. Es waren nur Schmerzen. Die Bedrohung, die man beim Lesen der Wikipedia-Texte sicher empfinden kann, habe ich deshalb nicht empfunden. Mein Umfeld allerdings hin und wieder schon.

Sicher hatten die 100 Tage Herzinfarkt mehrere existenziell bedrohliche Elemente. Insbesondere für meine Ehefrau, die als Zuschauer einen extrem ungünstigen Platz bei dieser Tortur inne hatte. Als Zuschauer deshalb, weil es keine echte Möglichkeit der Hilfe oder des Eingreifens gegeben hat. Selbstverständlich hat sie mir jeden

Wunsch von den Augen abgelesen und mir jeden Handgriff abgenommen, wenn ich das zugelassen habe. Weshalb ich das manchmal nicht zugelassen habe, erfahren Sie im Protokoll meiner Multi-Epi-Krise.

-Notiz-

Die Tage danach

- Regressionstherapie
- Revierkonflikt
- Nackig machen

Bevor wir den Schritt zur Multi-Epi-Krise gehen, sind an dieser Stelle noch einige Eindrücke und Erfahrungen zur Regressionstherapie fällig. Ursprünglich war ich gleichermaßen skeptisch wie neugierig. Das haben Sie sicher mitbekommen. Aufgrund meiner Erfahrungen auf meiner Regressions-Tour, kann ich Irene Behrmanns Methode jedem empfehlen, der insbesondere sein Ursprungs-DHS lösen möchte. Schulmedizinisch gesagt: Heilung und Symptomfreiheit anstrebt.

Ich kenne keine natürlichere und auch nur annähernd so sanfte und erfolgreiche Form der Konfliktlösung. Anmerkung für Einsteiger: Konflikt ist in der Neuen Medizin analog zu Erkrankung in der Schulmedizin zu verstehen. Zumindest ist das die Beschreibung mit dem höchsten Annäherungswert. Zum besseren Verständnis empfehle ich Ihnen vorerst die ersten drei Faktor-L Bücher zur Neuen Medizin.

Bevor Sie sich allerdings alleine, so wie ich, auf Ihre ganz persönliche Regressions-Tour begeben, sollten Sie einen erfahrenen Therapeuten (Unisex!) konsultieren. Es ist erheblich leichter, wenn man fachliche Hilfe in Anspruch nimmt. Nehmen Sie am besten mit Irene Behrmann Kontakt auf. Sie hilft Ihnen sicher weiter. Therapeuten, Ärzte und Heilpraktiker finden bei Irene Behrmann ein vorzügliches Ausbildungsprogramm. Erste Kontakte können Sie unter faktor-L.de aufnehmen. Dort agiert Sie unter „Rena" als Moderatorin des Forums im Bereich Pränatalzeit und Geburt.

Diese Empfehlung spreche ich aufgrund meiner persönlichen Erfahrungen aus. Ich hätte die Konfliktlösungen auch deutlich leichter hinter mich bringen können. Schritt für Schritt. Mit der Unterstützung durch einen erfahrenen Therapeuten. Aber Sie konnten ja schon feststellen, dass ich eher der Macho-Typ bin, der rücksichtslos (nur gegen sich selbst) mit dem Kopf durch die Wände geht, die in seinem Weg stehen. Manchmal, ohne die vorhandenen Türen zu beachten.

Natürlich habe ich das nach erfolgreicher Regressions-Tour mal wieder „vergessen". Gut. Verdrängt oder ignoriert. Wie auch immer. Ein positives Resultat hat mich abgelenkt. Ein Konflikt kam praktisch umgehend zur Lösung. Und zwar so „nebenbei", dass es mir zunächst gar nicht bewusst geworden war. Mein Asthma, das laut schulmedizinischer Diagnose zum unheilbaren COPD mutierte, hat sich sang und klanglos verabschiedet. COPD = „Chronic Obstructive Pulmonary Disease", auf Deutsch: Chronisch obstruktive Lungenerkrankung.

Diagnostiziert, nachdem ich mit einem Status Asthmaticus in ein Krankenhaus eingeliefert wurde. Etwa 2002. Damals habe ich mir keine Notizen gemacht. Auslöser war, dass, wie ich bereits erwähnte, eine unserer Katzen, Baby, von einem Auto praktisch bis zur Unkenntlichkeit überrollt wurde,

Richtig. Revierkonflikt. Einer, der seither immer dann zum Tragen kam, wenn sich eine unserer (zurzeit sieben) Katzen nicht innerhalb von 30 Minuten zuhause eingefunden hat, nachdem sie mit dem Familienpfiff (funktioniert praktisch immer) gerufen wurden. Sind sie alle da, kam ich bis zu meiner Regressions-Tour stets in die Lösung. Im Klartext, leichter Asthmaanfall. Schon direkt nach dem Pfeifen habe ich einen Hub SYMBICORT zu mir genommen. Das minderte die Stärke des Asthmaanfalls erheblich. In akuten Extremfällen nahm ich einen Hub Berodual. Das gab wieder Luft.

Sie sehen, wenn es nicht um die Lösung geht, sondern um die Symptomunterdrückung, kann die Schulmedizin vorrübergehend hilfreich sein. Da ich meinen Revier-Sorge-Konflikt zwar kannte, aber immer wieder auf die Schiene kam, wenn unsere Katzen eigenmächtig ihren Ausgang verlängerten, griff ich zur Symptombekämpfung.

Auch das macht den mündigen Patienten aus. Auch in der Neuen Medizin. Wenn Symptome auftreten, die mich daran hindern, weiter aktiv zu sein, dann setze ich Prioritäten. Manchmal bedeutet das, zu

Mitteln zu greifen, die mich umgehend wieder handlungsfähig machen. Insbesondere, wenn eine Konfliktlösung unwahrscheinlich ist. Es ist einfach nicht so, dass alleine das Wissen um die NM genügt, um alle Situationen durchzustehen, wie das immer wieder falsch wiedergegeben wird. Das behauptet auch Dr. Hamer nicht. Auch wenn er häufig so fehlinterpretiert wird.

Aber, und das ist wesentlich: Mit der Kenntnis der Neuen Medizin schwindet die Angst vor der Diagnose unserer Schulmedizin. Die Gefahr, nach einer Krebsdiagnose mit Todesangst zu reagieren und sich zusätzlich einen Lungenkrebs einzuhandeln, ist nicht mehr gegeben.

Sie können gerne im Internet nach dem häufigsten „Zweitkrebs" suchen. Es wird praktisch immer der Lungenkrebs sein, der durch die Todesangst bei der Erstdiagnose Krebs folgt. Natürlich sprechen die Schulmediziner an diesem Punkt eher von Metastasen, als von einem Zweitkrebs. Man glaubt dort halt gerne an die modifizierte Idee der Ansteckung. Bei Krebs steckt der in irgendeinem Organ diagnostizierte Tumor andere Organe an. Mittels Metastasen. Wer das glaubt, dass z.B. Leberzellen plötzlich zu Lungenzellen mutieren, der glaubt sicher auch, dass aus einem Pickel auf der Nase ein dritter Daumen werden kann.

Ich möchte das in diesem Buch nicht zum Thema machen. Sie lesen dieses Buch ja in erster Linie, um zu erfahren wie man (genauer: Ich) durch eine lebensbedrohliche Situation kommen kann, wenn man die Neue Medizin kennt. Doch noch einen Satz auf den Weg: Wenn Tumorzellen eines Organs zu Tumorzellen eines anderen Organs mutieren können, manchmal werden ja Metastasen an mehreren Organen diagnostiziert, müsste man dann nicht aus jeder beliebigen Zelle ein beliebiges Organ züchten können? Nachsatz: Wäre dann die komplette Stammzellen-Forschung nicht überflüssig?

Zurück zum Thema. „Nackig machen" steht im Untertitel dieses Kapitels. Als alter Frankfurter verstehe ich darunter, ohne jeden

Rückhalt preiszugeben, was zum Verständnis meines Berichts notwendig ist. Die Forderung wurde von Forenmitgliedern häufig gestellt. Ich habe mich dieser Forderung gestellt. Mit den Berichten im Faktor-L Forum, und jetzt und hier mit diesem Buch. Mit dem Wissen, dass meine Super-Epi-Krise auch anders hätte enden können.

Vorausgegangen waren viel private Mitteilung von Forenmitgliedern und Lesern, die sich in einer Konfliktlösungsphase befanden. Dabei ging es überwiegend um schulmedizinisch diagnostizierte und häufig schon „behandelte" Krebse. Teilweise austherapiert, wie das offizielle Todesurteil der Schulmedizin gern verniedlicht wird. Chemo also. Die Anrufer und Schreiber verlangten nach Erlebnisberichten.

In den Fällen, wo die Betroffenen ihr SBS ohne schulmedizinische Eingriffe abarbeiten wollten, habe ich nachgefragt, ob sie einen Erlebnisbericht anfertigen würden. Möglichst mit Tagesberichten, bei denen die Leser aktuell dabei sein könnten. Leider war niemand bereit, diesen Schritt aus der Isolation zu wagen. Und ich habe mehr als 80 Betroffene gefragt. Alle wollten solche Berichte, nur nicht von oder über sich. Das muss man akzeptieren. Dafür muss man Verständnis haben. Aber verstehen muss man es nicht.

Das erinnert mich an die Leute, die mit 60 km/h durch unsere Spielstraße rasen, und auf dem Heck einen Aufkleber „Ich bremse auch für Tiere" spazieren fahren. Oder an diejenigen, die bei laufendem Motor ihres überdimensionierten SUV die Scheiben reinigen, und auf das Heckfenster „Fahrräder statt CO_2- Schleudern!" kleben. Klartext: Das Gegenteil von gut ist gut gemeint!

-Notiz-

100 Tage Herzinfarkt

- Die Entscheidung
- Level Up
- Tag für Tag

„Eigentlich müsste ich die Situation nutzen, und selbst öffentlich werden", sagte ich zu Momo, meiner Frau, als sich die Herzattacken nach meiner Regressions-Tour zum Standard entwickelten. Sie drohten permanent und kamen mit zunehmender Wucht.

„Mach mal", antwortete sie. „Wenn nicht Du, wer dann?" Natürlich wusste sie, wie ich auf Herausforderungen reagiere. Sie beschäftigen mich, bauen mich auf und lenken von körperlichen Problemen ab. Wie von der laufenden Epi-Krise. Zu der Zeit glaubte ich noch, es handele sich um eine(!). Schließlich ging es ja um meine Revier-Konstellation. Also um EINE Lösung. Dachte ich. Scheuklappen eben. So sehr von den Resultaten der Regressionstherapie beeindruckt, dass ich nicht auf die Idee kam, eine ganze Sammlung von DHSen abarbeiten zu müssen.

Dabei ist das logisch. Im Rahmen meiner Revierkonstellation habe ich natürlich serienweise DHSe eingefangen. Später bin ich auf die Schienen aufgefahren, die durch diese Konstellation in unendlichen Situationen nur darauf gewartet zu haben scheinen. Jeder, der sich etwas intensiver mit Dr. Hamers Neuer Medizin befasst hat, kennt das. In meiner akuten Lösungs-Situation habe ich es einfach vergessen. Ich dachte fortwährend: EIN Konflikt – EINE Lösung.

Also startete ich mit dem ersten Eintrag im faktor-L Forum:
18.11.2008 – 22:23 Uhr
Ich eröffne das mal - mit einem Rückblick: http://www.faktor-L.de/viewtopic.php?t=1259
Nachlegen werde ich, wenn ich aus der Epikrise heil herauskomme. Seit etwa 3 Wochen kämpfe ich mich durch eine pränatal initialisierte Lösung, die mich durch 8 bis 54-minütige Infarktserien jagt. 24 Stunden täglich. Deshalb lest ihr mich seither etwas weniger... Über Unterbrechungen unter Hintergründe mehr. Demnächst.

Etwa 300mg Prednisolon und 40 Strodival MR, die ich mittlerweile zerbeiße, zieh ich mir täglich rein.
Die Epikrise ist heftigst - die Pumpe schmerzt unglaublich...
...Aber: zwei Minuten nach den Anfällen kann ich schreiben und telefonieren.
Wir Revierfuzzys müssen manchmal ganz schön hart bezahlen.

Momo konterte um 22:26 Uhr:
Einspruch.
Die Serien haben Anfang des Jahres begonnen. Allerdings gab es da tagelange Pausen zwischen den Anfällen.

Der erste Anruf kam um 22:34 Uhr:
„Poet, wie geht's?", fragte eine Leserin. „Am liebsten gut", antwortete ich. Das wurde in den nächsten Monaten zum Standard. Zwischen zehn und 20 Anrufe von besorgten Forenmitgliedern kamen täglich. Nach dem Einführungsritual klagten die Anrufer häufig über ihre eigenen Probleme. Gern bis zu einer Stunde. Das lenkte mich von meinen Infarkten ab. Schlafen ging sowieso nicht. Alles mein Revier...

Eine Handvoll Anrufer wollte mir unbedingt helfen. Sonst nichts. Selbst hatten sie keine Konfliktlösungen am Laufen. Insbesondere Harry, einer der besten NM-Kenner und Therapeuten, half mir mit seiner „Telefonseelsorge" über manche schwere Stunde. Er war amüsant, fürsorglich und undogmatisch. Naja, bis auf sein routinemäßiges: „Wenn ich ein CT von dir hätte...". Fast ein halbes Jahr telefonierten wir täglich mindestens eine Stunde. Harry machte dabei auch hilfreiche Ausflüge in die Schulmedizin, die mir häufig weiterhalfen, den gesamten Ablauf zu verstehen. Man muss immer über Zäune schauen, wenn man einen echten Überblick will.

Elena, eine Traumfrau, wenn man zwei Träume leben könnte, erinnerte mich daran: „Ich bin immer für Dich da. Anruf genügt." Der Erinnerung hätte es nicht bedurft. Aber Momo und ich haben diese Bestätigung zu diesem Zeitpunkt genossen. Sie nahm mit ihrer Selbstverständlichkeit etwas von der Dramatik aus der Situation.

Marco Polo natürlich. Er meldete sich aus Italien und verströmte endlose Zuversicht. Nick. Und Baraka. Eigentlich telefoniert er nicht gern. Aber hier hat er eine Ausnahme gemacht. Freunde eben. All jene, die ich hier nicht erwähne, mögen mir das nachsehen. Jeder einzelne Anruf hat gutgetan.

Die Telefonate mit akut betroffenen Anrufern halfen mir, zu den Wurzeln der persönlichen Stärken zu finden. Sowohl zu ihren, als auch zu meinen. Ein paar Dinge gerade zu rücken, die im Alltag offensichtlich bei einem Großteil der Menschen aus dem Lot geraten sind. Das war hilfreich. Nicht nur für mich.

Während ich von einem Infarkt zum anderen stolperte, gab ich so tolle Lebensweisheiten weiter, die schon eine gewisse Banalität in sich tragen. Aber häufig war diese „Erinnerung" notwendig.

Ein Beispiel: Viele Anrufer hatten das gleiche Problem. „Ich glaube, ich werde sterben", hörte ich fortwährend. Wenn man selbst nicht sicher sein kann, wie die aktuelle Epi-Krise enden wird, keine überraschende Vermutung oder Befürchtung.

Meine Standardantwort: „Das Leben ist endlich. Sterben müssen wir alle", war häufig erst dann hilfreich, wenn ich nach einer kleinen Pause, in der ich nur selten unterbrochen wurde, hinzufügte: „Aber wir haben es in der Hand, unsere Chancen zu nutzen, dass es nicht jetzt passiert."

Es war auffällig, dass viele Anrufer zwar seit Jahren mit der Neuen Medizin vertraut waren, aber sie offensichtlich nicht verinnerlicht hatten. Als akut Betroffene schienen sie alles vergessen zu haben. Insbesondere, dass der Patient der Herr (Unisex) des Geschehens ist. Sie suchten jemand, der ihnen die Eigenverantwortung abnehmen konnte.

Zugegeben, das hat mich Anfangs manchmal geärgert. Menschen, die Hamers Tabelle ohne nachzulesen zitieren konnten, hatten offenbar alles vergessen, weil sie betroffen waren.

Ich empfand es absolut nicht als Ehre, wenn man mich in dieser Situation als „besten Therapeuten" bezeichnete, nur um mir die Aufgaben zuzuschieben, die man nun mal selbst zu lösen hat.

„Ich bin Journalist, kein Therapeut", habe ich zu dieser Zeit in vielen Gesprächen mehrfach betont. Häufig unter dem Einfluss meiner akuten Epi-Krisen. Was oft zu solchen Annahmen führte: „Es geht dir sicher besser, wenn du so ausführlich mit mir reden kannst?".

„Du darfst dich nur nicht von den Symptomen beherrschen lassen, und die zu deinem zentralen Lebensmittelpunkt machen", antwortete ich dann. „Es gibt ein Leben außerhalb der Krise und der Schmerzen. Aber nur, wenn Du es lebst. Also lese, höre Musik, oder führe Tagebuch. Aber bitte nicht nur über deine sogenannte Krankheit! Wenn Du das Haus verlassen kannst, dann mach das. Die Krise ist nur ein Teil deines Lebens. Lass diesen Teil nicht dominieren."

Ich selbst hatte zu dieser Zeit zu wenig Symptom-Pausen, um das Haus zu verlassen. Wenn ich nicht telefonierte, dann ließ ich mir von Momo etwas vorlesen oder spielte WoW (World of Warcraft), um meinen Todesritter ein paar Level höher steigen zu lassen. Einige Anrufer haben sich meinem Beispiel angeschlossen und selbst WoW gespielt. Es ist von einer erfrischenden Ironie, wenn man von der Schulmedizin totgesagt wird und im virtuellen Leben seine Charaktere bei WoW immer wieder auferstehen lassen kann.

Es gibt natürlich noch einen weiteren Aspekt, der auch mit meiner Revierkonstellation zusammenhängt. Bei WoW, ein Onlinerollenspiel, geht man häufig mit einer Gruppe in sogenannte Instanzen. Dort sind dann gemeinsam mehrere Aufgaben zu lösen.

Wenn ein Spieler ausfällt, dann ist der Erfolg der Gruppe in Gefahr. Also hatte ich die Verantwortung, gegenüber der jeweiligen Gruppe, durchzuhalten. Wenn ich mir das nicht zugetraut hätte, dann wäre es unverantwortlich gewesen, eine Einladung in eine Gruppe anzunehmen. Folglich machte ich auch weiter, wenn gerade wieder eine Herzattacke lief. Unabhängig von meinem Schmerzlevel. Und das war gut so. Es bestand nie die Gefahr, dass ich mich von meinen Schmerzen dominieren lasse. Sie spielten nicht die Hauptrolle. Mein ganzes Verhalten war davon geprägt, dass auch diese Attacke vorbeigehen wird.

Jetzt mag manch einer den Kopf schütteln, und denken, das ist doch nur ein Spiel. Der spinnt doch. Gut. Vielleicht spinnt „er" ja wirklich. Aber! Es gibt immer ein Aber. Ich wollte das so. Und! Alle Mitspieler investieren echte Lebenszeit in dieses Spiel. Die Gruppe ist teilweise fünf und mehr Stunden gemeinsam unterwegs, um so eine Instanz erfolgreich zu bewältigen. Manche Gruppen treffen sich mehrmals in der Woche, um gemeinsam solche Instanzen zu besuchen. Da kommen schnell 100 und mehr Stunden im Monat zusammen.

Und jetzt stellen Sie sich bitte vor, Sie stehen am Ende Ihres Lebens und könnten diese Lebenszeit nochmals nutzen. Sie verstehen, was ich meine? Momentan mag diese Zeit im Spiel keinen großen Wert zu verkörpern. Doch sieht man die gesamte Lebenszeit, dann spielt sie natürlich eine Rolle. Auch, ob man sie richtig „verbraucht" hat. Und mit diesem Wissen ist es schon wesentlich, ob ich die Aufgabe, die ich dabei übernommen habe, auch mit aller Kraft ausführe, oder die Gruppe hängen lasse, weil ich mich hängen lasse.

Wann und wo ich auch immer über die Lebenszeit anderer verfüge, oder ihre Qualität mitbestimme, stehe ich in der Verantwortung. Insbesondere, wenn meine Mitmenschen mich einladen, mit ihnen zusammen Spaß und Erfolg zu haben. Denn das sind die besonderen Momente in jedem Leben. Denken Sie mal einen Moment darüber nach.

-Notiz-

Mein zweiter Eintrag im Forum:

20.11.2008 15:04 Uhr

Erstmal: Vielen Dank für den Zuspruch. Sorry - wenn ich nicht immer ans Telefon komme.

Den Thread habe ich ursprünglich eröffnet, damit unabhängig vom Ausgang hier ein Raum für Dokumentationen entsteht. Ich wünsche keinem/keiner hier mitmachen zu "müssen" - aber von allen Betroffenen, dass sie es dennoch tun. Es könnte insbesondere denen eine Hilfe sein, die noch keine Wahl getroffen haben, wenn es um ihren eigenen Weg geht.

Im Moment bin ich seit 22 Minuten Beschwerdefrei. Ansonsten laufen die Infarkte/Anfälle auf einer offenen (subjektiven) Skala von Qualität 3 (schmerzhaft - aber kann meinen Kaffee noch selbst machen) bis zu Titan 17 (mehrere Partien am/im Herz vollaktiv - ich inaktiv).

Aber es sind nur Schmerzen.
Etwa ab Stufe 8 hat man den optischen Eindruck, irgendetwas will sich durch die Brust fressen. Es gibt Beulen, die sich heftigst ausdehnen und dabei im Herzbereich swingen.

Selbst bei meinem längsten Durchlauf, heute Nacht von 1:53 bis 3:19h konnte ich mich weiter unterhalten, etwas aus Renas Therapie-Buch vorlesen lassen und diskutieren. Obwohl die Schmerzen schon einen ziemlich finalen Eindruck vermitteln.

Gestern hatte ich eine Pause ab 15:40h bis 1:53h. Unser Seniorkater Hutch (17j 8 Monate) ist um 15:30h gestorben. Friedlich. Angekündigt. Einfach aufgehört. Offensichtlich hatte das in meinem Revierbereich andere Prioritäten ausgelöst.

Immerhin konnte ich gegen 22:00h einen Anruf von Nick/Ulmi annehmen. In dem wir uns 2 Stunden gut ausgetauscht haben. Er hat mich darauf gebracht, dass es sich hier um mehrere Konflikte handelt, die sich praktisch in Serie geschaltet haben. Da war ich vorher zu nahe dran, um das selbst zu sehen.

Demnächst mehr, bin eben auf Stufe 5 - steigend...

Der Anruf von Nick hat mir bei der Bewältigung der Multi-Epi-Krise weitergeholfen, weil ich sie durch unser Gespräch als solche erkannt habe. Das hat zwar kein Quäntchen Schmerz weniger zur Folge gehabt, aber alle Schmerzen erträglicher gemacht, weil jetzt die Ursache offensichtlich war.

Durch meine Regressions-Tour hatte ich zu viel Lösungspotential gesammelt, weil ich keine Zwischenstopps gemacht habe. Das war in etwa so klug, wie bei einem Zehnkampf alle Disziplinen parallel abarbeiten zu wollen, statt hintereinander und mit den vorgegebenen Erholungspausen. Jetzt hatte ich den Salat. Fünf Lösungen gleichzeitig. Das hält (eigentlich) kein Pferd aus. Dazu noch einige kleinere DHSe, die zusätzlich in Lösung gingen.

Sie erinnern sich an meinen Kleinkrieg mit BA und ARGE. Nach jedem erfolgreichen Widerspruch kamen die mit ihrem nächsten Versuch. Behörden Jo-Jo. Und immer wieder war ich in den ersten Monaten überrascht, wie unverschämt man dort mit Menschen umgeht. Mit haltlosen Pseudoargumenten zögerte man die Bestätigung meiner Ansprüche immer wieder hinaus. Erst am 23. Dezember hat die ARGE kapituliert, und die rückwirkende Bestätigung ausgesprochen. Am gleichen Tag war das Geld auf dem Konto.

Jeder erfolgreiche Widerspruch führte zu einer weiteren Konfliktlösung. Da nur wenig Konfliktpotential aufgebaut wurde, erledigte sich das praktisch nebenbei. Diese Klein-DHSe waren eigentlich positiv zu bewerten. Brachten sie mich doch während der Multi-Epi-Krise immer wieder in eine partielle Konfliktaktivität. Und während dieser sympathicotonen Phase ist man relativ stark. Ich bezweifle hier mal, dass dies der ursächlichen Absicht der ARGE entsprach.

Die wichtigste Erkenntnis war allerdings, dass sympathicotone und vagotone Prozesse, also solche in Konfliktaktivität und solche in Konfliktlösung parallel ablaufen können. Das hatte ich in der Vergangenheit nicht realisiert. Dabei liegt es auf der Hand. Das ist wie bei der Schulmedizin. Da kennt man auch mehrere Erkrankungen, die in unterschiedlichen Phasen ablaufen. Auf der niedrigsten Ebene einen Schnupfen, zu dem sich z.B. eine Mittelohrentzündung und eine Bronchitis hinzugesellen. Die können nacheinander einsetzen, gemeinsam akut sein, und zu unterschiedlichen Zeiten „ausgeheilt" werden. Neumedizinisch gesagt: Konflikt und Lösung können sich begegnen, ohne sich auszuschließen.

Natürlich geht das auch an die körperliche Substanz. Innerhalb von wenigen Tagen habe ich 14 Kilo abgenommen. Bei 1,80 m und 82 Kilogramm Startgewicht war das nicht unerheblich. Insbesondere, weil es sich um Muskelmasse handelte. Ich verlor also tatsächlich Kraft. Und dazu kam die Appetitlosigkeit. Ein Phänomen, von dem mir auch einige Anrufer berichteten und das bei einigen von ihnen zu Auszehrung führte. Ich konnte nur das raten, was ich dann selbst praktizierte: Essen, auch wenn es dir den Magen umdreht. Dazu Eiweißdrinks.

Bei mir hat es geholfen. Auch wenn ich meinen ketogenen Stoffwechsel dabei ruinierte. Aber das war zu dieser Zeit zweitrangig. Ich konnte die Abnahmetendenz stoppen und später wieder umdrehen. Heute bin ich bei 78 Kilo. Das wirkt nur deshalb nicht so dürr, weil ich einen Blähbauch mit mir herumtrage. Der ist der Tatsache geschuldet, dass ich es noch nicht zurück zur ketogenen Ernährung geschafft habe. Aber dazu später.

-Notiz-

Am 21.11.2008 23:49 Uhr schrieb ich im faktor-L Forum:
Bitte um Verständnis, dass ich pauschal allen Mail- Beitrags- und PN-Schreibern danke.
Die permanenten Herzattacken und mangelnder Schlaf kosten doch Kraft, und mit der Koordination ist es auch nicht so einfach. Durch die Belastung zuckt die Muskulatur doch häufig unkontrolliert.
Aber wie gesagt: Es sind nur Schmerzen.
Mit dem Wissen um die NM-Abläufe fallen Panik und Ängste erst gar nicht an.

Wir haben sogar einen weiteren Schritt in Richtung "Neue" Therapie machen können. Selbst in dieser Phase haben wir ein Esstischgespräch mit Irene (Rena) Behrmann führen können, deren Arbeit in der Regressionstherapie wegweisend ist, und eine sanfte Konfliktlösung praktisch bis zu Pränatalen-Ereignissen zulässt.

Ich danke Irene, die ich als liebenswerten Menschen und kompetente Therapeutin kennenlernen durfte für ihre freundschaftliche Zuneigung...
...und die mehr als zwölf Stunden Fahrzeit, die sie genau so klaglos investiert hat, wie sie meinen jämmerlichen Zustand akzeptierte, der uns nicht von einer interessanten und wichtigen Arbeit abhalten konnte. Und viel Spaß hatten wir auch noch.

Natürlich arbeiten wir, insbesondere Momo, bereits am Manuskript.
Das wird ein hochinteressantes und wichtiges Buch - über die Grenzen der SM und NM hinaus.
Soviel für jetzt
DerPoet

PS. Für all jene, die mir in den letzten Tagen verzweifelt von ihren Schmerzen gemailt bzw. angerufen haben:
Wer die NM kennt, der kann sich ohne Panik selbst daran erinnern: Es sind nur Schmerzen!
Weder Herz, Bauchdecke noch Knochen werden Schaden erleiden oder anrichten - nur Panik könnte das.

Und: keine Angst vor Kortison - auch wenn (meine) Füße derzeit jedem Elefant Ehre machen würden.

Dies an dieser Stelle, um zu unterstreichen, dass es absolut möglich und (nach meinen Erfahrungen) notwendig ist, auch während der Epi-Krise andere Dinge zu tun, als sich von den Symptomen dominieren zu lassen. Das kann man nicht häufig genug wiederholen und unterstreichen. Ich habe gerade in der beschriebenen Zeit feststellen müssen, dass selbst eingefleischte Neumediziner sich in schulmedizinische Behandlung begeben haben, die letztendlich tödlich waren.

Das kann man nur vermeiden, wenn man den Symptomen, wie stark sie auch immer sind, nicht die Dominanz über das Ich einräumt. Nur dann ist man tatsächlich fähig die Entscheidungen in der Hand zu behalten. Nur dann kann man auch entsprechend mit Schulmedizinern zusammenarbeiten, wenn die Symptomlage das für notwendig erscheinen lässt. Wer sich allerdings in Abhängigkeiten begibt, und dabei seine ganzen Kenntnisse auf den Müll wirft, der läuft immer Gefahr, unter zu gehen.

Ich erinnere an meine Zeit auf der Intensivstation, während meines Belastungsinfarkts durch den Status Asthmaticus. Der Chef des Krankenhauses gab mir nur noch Minuten, wenn ich seinen Forderungen nicht nachkommen würde. Aber das ist Dezember 2006 gewesen, wie man im Faktor-L Buch *Neue Medizin 3 * Therapie und Praxis* nachlesen kann, und ich lebe noch immer.

Klartext: Kooperation mit Schulmedizinern – Ja!
Unterwerfung und Verzicht auf Selbstbestimmung – Nein!
Es gibt sicher vielschichtige Gründe, um in ein Krankenhaus zu gehen. Insbesondere, wenn man zuhause niemand hat, der einem notwendige Handreichungen und Wege abnimmt. Einkaufen kann so ein Aspekt sein, wenn die Symptome uns ans Haus binden. Jedoch sollte man nie ohne Patientenverfügung losziehen. Seit dem 1. September 2009 ist die nämlich bindend. Um jeden Zweifel zu

beseitigen, veröffentliche ich hier die aktuelle Pressemitteilung vom DHPV:

Presseerklärung - 28.08.09
Patientenverfügung: Der Patientenwille ist bindend -
DHPV legt Handreichung zur Anwendung des neuen Gesetzes vor

Nach mehrjähriger Diskussion in Gesellschaft und Parlament hat der Deutsche Bundestag im Juni 2009 das Gesetz zu Patientenverfügungen verabschiedet. Jetzt ist es soweit, am 1. September tritt das Gesetz in Kraft.

„Der DHPV begrüßt, dass mit diesem Gesetz das Selbstbestimmungsrecht der Betroffenen gestärkt wird - in einer Situation, in der er oder sie nicht mehr selbst entscheiden kann. Denn dem schriftlich niedergelegten Patientenwillen über die Behandlung oder Nichtbehandlung bei einer Krankheit oder nach einem Unfall wird durch das Gesetz eine hohe Verbindlichkeit zugesprochen", erklärt Dr. Birgit Weihrauch, Vorstandsvorsitzende des Deutschen Hospiz- und PalliativVerbands (DHPV). Oft geht es um die Frage, ob lebenserhaltende Maßnahmen wie künstliche Ernährung oder künstliche Beatmung in bestimmten Situationen beendet werden sollen.

„Wichtig ist, dass eine Patientenverfügung mit einer Vorsorgevollmacht verbunden ist", so Dr. Birgit Weihrauch weiter, „denn in ihr wird festgelegt, welcher Angehörige oder welche Person des Vertrauens als Bevollmächtigter dafür Sorge tragen soll, dass dem Willen des oder der Betroffenen so weit wie möglich auch Geltung verschafft wird." Denn gesetzlich sind Ehepartner oder auch andere Familienangehörige nicht befugt, für den Betroffenen zu entscheiden. Sinnvoll ist, die eigene Patientenverfügung in regelmäßigen Abständen zu aktualisieren. So kann sich der Verfügende vergewissern, ob und wieweit seine Festlegungen noch seinem Willen entsprechen und ob sie an seine gesundheitliche Situation angepasst werden sollten. Eine

Patientenverfügung kann insoweit jederzeit geändert oder auch widerrufen werden.

Zu all diesen Fragen rund um das Thema der Patientenverfügung hat der Deutsche Hospiz- und PalliativVerband in enger Zusammenarbeit mit Prof. Dr. jur. Thomas Klie von der Evangelischen Hochschule Freiburg, Rechtsanwalt und Mitglied des Wissenschaftlichen Beirats des DHPV, eine Handreichung erstellt, die zu den wesentlichen Punkten des Gesetzes Stellung nimmt, auch zu den Grenzen von Patientenverfügungen.

Damit will der DHPV allen, die sich mit dem Thema Patientenverfügung auseinandersetzen, beratend zur Seite stehen. Auf zwölf Seiten werden Fragen gestellt und beantwortet: Was kann in Patientenverfügungen geregelt werden? Welche Akzeptanz haben Patientenverfügungen in der Bevölkerung? Welche Rolle spielt die Beratung bei oder vor der Erstellung einer Patientenverfügung?

„Leider hat der Gesetzgeber weder eine Beratungspflicht noch - was wesentlich wichtiger gewesen wäre - einen Beratungsanspruch im Bereich der gesetzlichen Krankenversicherung eingeräumt" erklärt Prof. Dr. Thomas Klie. Ein Beratungsgespräch zu führen, ist in jedem Fall zu empfehlen, denn die Anweisungen in einer Patientenverfügung müssen so konkret wie möglich formuliert werden. „Sich mit der Endlichkeit des eigenen Lebens zu beschäftigen, kann schwer sein. Das neue Gesetz gibt Impulse für die Auseinandersetzung mit dem Tod und dem Sterben", so Prof. Dr. Thomas Klie weiter.

Der Deutsche Hospiz- und PalliativVerband ist der Dachverband von nahezu 1000 Hospiz- und Palliativeinrichtungen in Deutschland und vertritt deren Interessen und die Belange der Schwerstkranken und Sterbenden gegenüber Politik und Gesundheitswesen. Er wurde als Bundesarbeitsgemeinschaft Hospiz e.V. 1992 gegründet. Mitglieder sind alle 16 Landesverbände und zahlreiche Organisationen und Persönlichkeiten der Hospizbewegung und Palliativmedizin. Die Handreichung des DHPV zum Gesetz der Patientenverfügung, den *ausführlichen Gesetzestext sowie weitere Informationen erhalten Sie auf der Internetseite des DHPV: www.hospiz.net.*

Wichtig ist, dass diese Patientenverfügung auch einzusetzen ist, wenn der „Patient" nicht in Lebensgefahr schwebt. Sie ist also ein Instrument, das grundsätzlich unsere Selbständigkeit beim Zulassen oder Ablehnen von schulmedizinischen Handlungen sichert. Und das kann Ihr Leben retten. Als ich mich im Dezember 2006 in das Krankenhaus bringen ließ, geschah das nur deshalb, weil kein Cortison im Haus war, und ich nicht die Druckluftanlage hatte, die meine Atmung wieder so regulierte, dass eine Tiefenatmung in den Unterbauch möglich war. Die Lösung meiner Atmungsprobleme kam übrigens von einer Krankenschwester. Die Ärzte kamen nicht auf diese Idee.

Das hatte sicher nichts damit zu tun, dass es für das Setzen eines Herzkatheders ein paar Hundert Euro gibt, während die Druckluft fast nichts kostet. Und mit der Patientenverfügung haben Sie jetzt ein positives Recht im Umgang mit den Ärzten, das weit über das hinausgeht, was man uns heute bei der Arbeitsagentur (BA) und den ARGEN freiwillig einräumt. Im Krankenhaus muss man Ihnen Ihr Recht abschwatzen, wenn Sie das zulassen, während man es Ihnen bei der BA und den ARGEN abspricht – bis Sie es sich holen. Das ist kein unerheblicher Unterschied.

Ich erwähne das deshalb, weil ich parallel zu meiner Super-Epi-Krise meinen ganz persönlichen Kampf mit BA und ARGE führen musste, und den teilweise menschenverachtenden Umgang mit Betroffenen hautnah erlebte. Und, ähnlich wie bei einem DHS, sollten wir nicht vergessen, dass es schon morgen jeden treffen kann. Nehmen wir die sogenannte Finanzkrise, blicken wir über den Zaun, dann sehen wir, dass auch vermeintlich stocksolide Unternehmen ganz schnell in die Pleite rutschen können. Auch Banken und Großkonzerne hat es getroffen und wird es wieder treffen. Und damit uns alle. Das ist allerdings kein Grund, um jetzt mit Revierangst zu reagieren. Es gibt kein erwartetes oder voraussagbares DHS, wenn man die Neue Medizin verstanden hat.

Nun wieder ein Blick zurück:
22.11.2008 14:47 Uhr
Seit Mittag habe ich ein interessantes Hilfsmittel gefunden, mit dem die Infarkt-Anfälle in ihrer Schmerzintensität auf einen erträglichen Bereich von 2 bis 3 reduziert werden können:
DextroEnergen - Traubenzucker.

Musste mich mit meinem ketogenen Stoffwechsel natürlich sehr überwinden.

Dextrose stellt eine Zusatzmenge Sofortenergie im Gehirn bereit.
Damit wird durch die hirngesteuerten Anfallauslöser der Energievorrat für neuronale Spitzen bereitgestellt.
Die "Energiespeicher" sind mit Vorräten gefüllt, die blitzschnell genutzt und aufgefüllt werden können.

Nochmals Dank an Irene, die mir diese biologische Selbstverständlichkeit wieder bewusst gemacht hat.
Wenn es dich nicht geben würde, müsste ich mir einen Bausatz "liebe Freundin" einfallen lassen

Damit Sie sich ein Bild der Situation machen können: Ich saß also im Büro am Computer, mit einem nassen Stirnband um den Kopf, um die Ödeme abschwellen zu lassen. So alle fünf Minuten hielt Momo das Stirnband unter kaltes Wasser, weil mein heißer Kopf jede Kühlung binnen kürzester Zeit aufgesogen hatte. Teilweise konnte man die Ödeme als Schwellungen mit bloßem Auge sehen. Insbesondere im linken Schläfenbereich. Pulsierend. Mit meinem Stirnband sah ich fast aus wie ein alter Indianer, wie man sie aus Western kennt. Nur die Adlerfeder hat gefehlt, um das Bild zu komplettieren.

Der Traubenzucker war sehr hilfreich. Er machte mich stärker, und die Herzanfälle erträglicher. Allerdings musste ich einen gewissen Ekel überwinden. Da mein Stoffwechsel seit Jahren ketogen war, also nicht kohlehydratabhängig, war es mir grundübel. Mit diesem Problem habe ich seither zu tun. Aber dazu später.

Beschrieben habe ich das im Forum so:
23.11.2008 02:33 Uhr
Von Samstag 17:00h bis 1:50h heute
insbesondere nach jeder Nahrungsaufnahme Infarktanfälle.
Offensichtlich wird zuviel Blut und damit Sauerstoff vom Magen/Darm zur Verdauung abgezogen.

Dadurch bedingt (nehme ich an) vier besondere Spitzen auf der (meiner) offenen Schmerzskala.
Meine internen Höchstwerte von 17 habe ich mit einer neueingewerteten 22 getoppt.
Oedeme im linken Schläfenbereich pulsen bei Infarkt heftig. Mein Stirnband mit kaltem Wasser (keine Photos!) trocknet durch die Aktivitätenhitze in 3 bis 4 Minuten. Anfallfrei hält die Konstruktion etwa 20 Minuten.
Nicht so lustig.
Koordinationsprobleme und Muskelschmerzen nach den Anfällen.
Dabei keinerlei Bewusstseinsstörungen.

Auffällig: Etwa 12 kg abgenommen - nun eher muskellos statt muskulös.

Permanent Herzaktivitäten mit Schmerzpegel auf Stufe 3 bis 5.

Versuche Nahrung in Form von Eiweißdrinks mit Dextrosepulver einzusetzen. Weniger Belastung bei Verdauung - weniger Anfälle.

Hin und wieder kamen Anfragen, ob Momo meine Berichte schreiben würde. Einige Mitleser hielten es für „kaum möglich", in dieser Situation selbst zu schreiben. „Nichts ist unmöglich, wenn man sich von seinen Symptomen nicht dominieren lässt", lautete meine Standardantwort. Die Chance, zu überleben, steigt mit jedem Satz, den

Du selbst formulierst und niederschreibst. Man kann es nicht oft genug wiederholen: „Es sind nur Schmerzen. Sie verlieren an Bedeutung, wenn Du sie nicht zu deinem Lebensinhalt machst. Und man erträgt weit mehr, wenn man sie wahrnimmt, ohne sich von ihnen übernehmen zu lassen." Wer das verinnerlicht, der wird auch heftigste Symptome ohne dauerhafte Schädigungen überstehen. Mit jedem überstandenen Schmerzanfall wächst die Widerstandskraft. Es ist ja nichts Neues mehr. Man kennt das Gefühl und man weiß positiv, dass man „so etwas" schon überstanden hat. Man muss es sich notfalls nur wieder bewusst machen. Wer dabei in Panik verfällt, der hat bereits verloren. Wer die Neue Medizin verstanden hat, der wird allerdings keine Panik bekommen, fühlen, zu fürchten haben. Denn es handelt sich nur um die „Heilungssymptome" eines Sinnvollen Biologischen Sonderprogramms (SBS).

Zum besseren Verständnis, insbesondere für Einsteiger, folgt an dieser Stelle eine kurze Einführung in die Neue Medizin. Danach setze ich meine Berichterstattung fort.

-Notiz-

Neue Medizin – ein Überblick für Einsteiger

● Basiswissen

Gesundheit ist nicht etwas, das man durch Vorsorgeuntersuchungen erhält. Gesundheit ist ein Begriff für einen komplexen Zustand, der von Mensch zu Mensch relativ ist. Und der auf seinen persönlichen Erfahrungen, Erlebnissen, der Art, ob und wie er diese verarbeitet, basiert. Was wir heute Krankheit nennen, ist ein biologisches Sonderprogramm, das sinnvoll ist, sich nicht gegen den Körper richtet, sondern ihm helfen soll, einen Konflikt zu bewältigen. Die Grundlagen hierfür hat der deutsche Arzt Dr. Ryke Geerd Hamer in den 80er Jahren entdeckt und daraus die biologischen Naturgesetze formuliert. Er hat als Erster Konflikte dem entsprechenden Hirnareal und dem dazugehörigen Organ zugeordnet. So wissen wir heute, dass ein Todesangstkonflikt in der Lösungsphase zu einem Plus an Zellgewebe in der Lunge führt, das uns das Atmen erleichtern soll. Die Schulmedizin diagnostiziert das als Lungenkrebs. Auf der Basis dieses Wissens um die Neue Medizin erzielen einige Schulmediziner bereits heute beeindruckende Erfolge. Genannt sei hier Professor Dr. Ernst Stemmann, der als Experte für Neurodermitis gilt, und dessen Behandlungserfolge gern als Wunder bezeichnet werden.

Wer nicht an Wunder glaubt, und es auch sonst nicht so mit der Religion hat, dem sei das Studium der Neuen Medizin ans Herz gelegt. Sie ist die erste wissenschaftliche Erklärung für die Vorgänge im menschlichen oder tierischen Körper. An dieser Stelle sollen noch einmal ganz kurz die wichtigsten Eckpunkte dargelegt werden. Mehr Informationen gibt es in unseren bereits veröffentlichten Büchern zum Thema. Sie finden eine ausführliche Liste im Anhang.

Zu Beginn soll hier der Sozialhistoriker Eugen Rosenstock-Huessy zu Wort kommen. Er hat vor 50 Jahren die Entwicklung der Wissenschaft etwas näher unter die Lupe genommen. Sein Fazit hat er damals in dem Buch "Soziologie, Die Übermacht der Räume" zusammengefasst. Es ist weder optimistisch noch beruhigend, aber man kann es als durchaus realistisch bezeichnen.

Er schreibt darin:

Wir leben nicht im klerikalen Zeitalter, wo Laien und Klerus rangen; auch nicht im staatlich-politischen, als Staatsamt und Volk um Demokratie stritten. Die freie Wachstumsstelle im Wissenschaftlichen Weltalter liegt in einem neuen Spannungspaar, nämlich zwischen Forschung und Wissen. Dieses Kampfpaar ist noch weitgehend undurchschaut. Wir Gelehrten tarnen uns alle als Forscher, so wie der alte Klerus sich als Heilige gebärdete, um auf diese Weise die Zerreißung in hie Klerus, hie Volk hintanzuhalten. Das ändert nichts daran, daß heute die Gefahr der Erstarrung der Wissenschaft riesengroß heraufzieht.

Alexander von Humboldt hat von der wirklichen Geschichte der freien Entdeckung gesagt: sie durchläuft drei Stufen. Einer neuen Forschung wird zuerst entgegengehalten: das ist nicht wahr. Dann heißt es: jemand anders hat dies entdeckt. Am Ende heißt es: das haben wir längst gewußt.

Gelehrte sind eben tüchtig und deshalb ganz unfähig, den Umsturz ihrer Tugend zu lieben. Sie sind Wissenschaftsbeamte, und die stehen immer gegen den Amateur. Da aber freilich zur Wissenschaft offiziell Forschung gehört, so wie der Heilige Geist zur Kirche, so gibt es massenhaft Pseudoforschung, die mit dem Fortschritt der freien Forschung wettrennt; und die erstere allein wird von den amtlichen Stellen und Stiftungen gewissenhaft unterstützt, denn allein dies erscheint den Berufsbeamten der Wissenschaft unterstützungswürdig. Solche Scheinforschung handelt nach dem Grundsatz: Wasch mir den Pelz, aber mach mich nicht naß. Sie erforscht den Krebs nach den veralteten Ideen Pasteurs, als sei er die Tollwut. Sie untersucht die Religion nach den Vorstellungen Wellhausens, aber weil sie sich bei ihrer Forschung auf alte Autorität beruft, so wird sie ausgiebig finanziert.

Solange Gelehrte und Forscher beide arm bleiben, hat die echte Forschung Aussichten. Das war bis 1900 der Fall. Heute verschlechtert sich die Prognose für die Forschung, weil die dankbaren Völker "Die Wissenschaft" ausgiebig finanzieren. So verschiebt sich die Macht auf die Seite der Wissenden, gegen die Forschenden. Unsere Doktorfabriken und Rockefellerstipendiaten sind dafür beredte Zeugen.

Kaum etwas beschreibt die Situation, in der wir heute leben, treffender als diese Worte. Diese Tatsachen haben Auswirkungen bis in unsere Wohnzimmer. Es ist heute völlig normal, dass sich Menschen gegen Krankheiten impfen lassen, deren Ursache den "Wissenden" noch nicht einmal bekannt ist. Es genügt ein Consensus Omnium. Dieser Begriff aus der Philosophie bezeichnet die Übereinstimmung aller Menschen in bestimmten Anschauungen und Ideen. Noch heute wird er als Beurteilungskriterium für die Wahrheit und Verbindlichkeit von Wissen, Erkenntnissen und Normen angesehen.

Hier nun einige wissenschaftliche Fakten, auf denen die Neue Medizin basiert. Diese Gesetze gelten für Mensch und Tier gleichermaßen.

Wie bereits erwähnt ist das, was wir unter Krankheit verstehen, ein sinnvolles biologisches Sonderprogramm (SBS). Der Körper lässt es ablaufen, sobald er erkennt, dass etwas aus der Norm geraten ist und wieder zurechtgerückt werden muss. Dabei bildet der Körper eine Einheit aus Gehirn, Psyche und Organ. Das Gehirn ist die Schaltzentrale. Doch was auch immer passiert - es passiert auf allen drei Ebenen gleichzeitig.

Abgesehen von Vergiftungen und Verletzungen ist die Ursache für eine Krankheit oder ein SBS immer ein biologischer Konflikt. Oder einfacher: Der Organismus gerät aus den Fugen, beim Versuch, zu überleben. Man spricht von einem Konfliktschock als Auslöser.

Nicht jeder Schock löst sinnvolle biologische Sonderprogramme, sogenannte Krankheiten, aus. Damit der Organismus aus den Fugen gerät, müssen drei Kriterien erfüllt sein. Der Schock muss existenziell sein, also hochakut und dramatisch. Er muss das Individuum auf dem falschen Fuß erwischen, also plötzlich und unvorbereitet kommen. Und der Schock wird isoliert erlebt. Der Betroffene kann nicht darüber reden, kann sich keinem mitteilen. Diese drei Punkte müssen zeitgleich auftreten, damit es zu einem Konflikt kommt.

Ein Beispiel:
Ein Mensch muss seine Heimat plötzlich verlassen, weil er seine Familie und sich selbst vor einem Krieg retten will. Trifft ihn dieser Fakt überraschend, kann er nicht darüber reden und ist es für ihn hochdramatisch, so sind alle drei Punkte erfüllt und er erleidet einen Konfliktschock. In vielen Fällen wird das ein Flüchtlingskonflikt sein, bei dem sich der Betroffene mutterseelenallein fühlt. Je nachdem, wie ein Mensch empfindet, kann er aber auch einen anderen Konflikt erleiden, zum Beispiel einen Todesangstkonflikt. Möglich sind auch beide.

Wichtig zu wissen ist, dass jedes SBS in zwei Phasen verläuft. Das ist zum Einen die konfliktaktive Phase und das ist zum Zweiten die konfliktgelöste Phase. Bei einem Flüchtlingskonflikt sammeln die Nieren während der konfliktaktiven Phase das Wasser im Körper.

Zur Erinnerung: Wir stammen aus dem Meer. Archaisch gesehen, werden wir aufs trockene Land geworfen und müssen versuchen, die unwirtliche Gegend zu überleben. Unser Körper reagiert genauso als wären wir immer noch die Wasserlebewesen von einst.

Der biologische Sinn ist der, das lebenswichtige Wasser im Körper zu halten. Wird der Konflikt gelöst, scheiden die Nieren das Wasser wieder aus. Bei diesem Konflikt kann man beobachten, wie Betroffene binnen kürzester Zeit kiloweise Gewicht zulegen. In diesen Fällen handelt es sich nicht um Fett, sondern um Wasser. Ein Phänomen, das man auch ab und zu bei Gefangenen erlebt. Von der Zeit ihrer Festnahme bis zum Prozesstermin - normalerweise Wochen bis wenige Monate - sind einige nicht mehr wiederzuerkennen, weil sie wie Hefeklöße aufgegangen zu sein scheinen.

Bei jedem SBS wird - je nach biologischem Sinn - in der konfliktaktiven Phase entweder Gewebe auf- oder abgebaut. Im Fall des Flüchtlingskonflikts wurde Gewebe während der Konfliktaktivität aufgebaut, die Abflüsse der Nieren wurden dicht gemacht. Während der Konfliktlösung wird dieses nun überschüssige Gewebe abgebaut. Diese Arbeit übernehmen Pilze und Bakterien.

Was die genaue Ursache für ein SBS - die sogenannte Krankheit - ist, kann man herausfinden. Dabei muss man allerdings detektivisch vorgehen. Jedes Organ ist einem bestimmten Teil im Hirn zugeordnet. Auf einem Hirn-CT können deshalb geübte Neumediziner sofort erkennen, welche Programme aktiv sind, welche gelöst und wie lange manche Dinge bereits her sind. Denn jeder Konfliktschock hinterlässt im Hirn einen Einschlag, der als Schießscheibe erkennbar ist. Mit dem Wissen um die Zuordnung der Hirnbereiche zu den unterschiedlichen Organen kann man Krankheiten diagnostizieren, Ursachen finden und beheben und über weitere Maßnahmen entscheiden.

Entscheidend ist hier unter anderem die Händigkeit. Die Händigkeit, die in der Medizin auch "Lateraldominanz" oder "Hemisphärendominanz" genannt wird, bedeutet, dass jedes Wesen eine bevorzugte Körperseite hat. Jeder Mensch und jedes Tier hat eine starke und schwache Seite.

Die starke Seite ist die Partnerseite, die schwache ist die Mutter-Kind-Seite. Personen, die wir als Mutter oder Kind empfinden, der pflegebedürftige Vater oder ein liebes Tier, betreffen die schwächere Körperhälfte. Das ist beim Rechtshänder die linke, beim Linkshänder die rechte Seite. Alle anderen Personen, ob Freund oder Feind, betreffen die starke Seite, die wir auch zum Kampf und zur Abwehr nutzen. Diese Seite kann man sich nicht aussuchen. Sie ist biologisch festgelegt.

Zwar haben Rechts- und Linkshänder die gleichen Konflikte. Bei Linkshändern schlagen diese Konflikte jedoch auf der entgegengesetzten Großhirnseite, als bei Rechtshändern, ein. Beim

Linkshänder schlägt der Konflikt auf der linken Großhirnhemisphäre ein. Das muss man wissen, um herauszufinden, was die Ursache für eine Krankheit ist und wie man diese Ursache abstellen kann.

Einen biologischen Linkshänder erkennt man nicht daran, dass er mit der linken Hand schreibt. Diese handwerklichen Tätigkeiten sind nicht aussagekräftig, da leicht umerziehbar. Nicht umerziehbar ist aber, wie ein Mensch beispielsweise ein kleines Kind hält. Hält er es auf dem rechten Arm, so ist das ein sicheres Zeichen dafür, dass er Linkshänder ist. Denn er behält die linke - die starke und geschickte - Hand frei, um eventuelle Feinde besser abwehren zu können. Rechtshänder werden Kinder links tragen. Ein Klatschtest kann ebenfalls Auskunft über die Händigkeit geben. Beim Linkshänder liegt die linke Hand oben, beim Rechtshänder ist es die rechte, die aktiv in die linke hinein klatscht.

Der Verlauf:
Erleidet man einen Konfliktschock, gerät man in Sympathicotonie. Man steht unter Stress, muss sich verteidigen. Während dieser Zeit ist man eher appetitlos, schläft wenig, fühlt sich nicht krank. Man steigert seine Leistung, um sein Problem zu lösen.

Sobald das geschafft ist, tritt die Vagotonie ein. Der Mensch wird müde, schlapp, die Körpertemperatur steigt, das Ruhebedürfnis wächst ebenso wie der Appetit. Häufig wird erst diese Phase als Krankheit bezeichnet, obwohl sie doch tatsächlich die Heilungsphase ist.

Wer seinen Konflikt nicht lösen kann und konfliktaktiv bleibt, zehrt sich selbst auf. Der Dauerstress fordert sämtliche Energieressourcen des Körpers. Übrigens: Die Heilungsphase ist laut Dr. Hamer etwa genauso lang wie die konfliktaktive Phase. Neuere Erkenntnisse deuten allerdings darauf hin, dass eine sehr lange Konfliktaktivität auch in einem deutlich kürzeren Zeitraum gelöst werden kann. Allerdings ist die Epikrise dann meist so heftig, dass sie lebensgefährlich werden kann.

Die fünf biologischen Naturgesetze

1. Die Eiserne Regel des Krebs

Jede Erkrankung ohne Zellprozess wird durch einen biologischen Konflikt verursacht. Der biologische Konflikt bestimmt im Augenblick seiner Manifestation den weiteren Verlauf. Der biologische Konflikt ist immer existenziell, unerwartet und isolativ für das Individuum.

2. Das Gesetz von der Zweiphasigkeit

Alle Krankheiten, die wir kennen, ist jeweils nur eine von zwei möglichen Phasen. Die zweite, die heiße Phase (Vagotonie), folgt auf die Konfliktlösung und wird oft als einzige wahrgenommen.

3. Das entwicklungsgeschichtlich bedingte System der Tumoren und krebsähnlichen Erkrankungen

Dieses Gesetz erklärt, warum welches Gewebe sich in welcher der beiden möglichen Phasen auf welche bestimmte Art und Weise verhält, welcher Gehirnteil es steuert, und welche Kategorie von Konflikten dieses Gewebe bedient. Es ist das Gesetz der Keimblattzugehörigkeit, aus dem sich alle konfliktiv bedingten Krankheitsbilder ableiten lassen.

4. Das entwicklungsgeschichtlich bedingte System der Mikroben

In diesem Gesetz ist beschrieben, welche Art von Mikroorganismen welchem Gewebstyp zugeordnet sind. Mit Kenntnis dieses Gesetzes lassen sich sämtliche sogenannte "Infektionskrankheiten" einer Konfliktkategorie, somit einem Gehirnteil, zuordnen.

5. Das Gesetz vom Verständnis einer jeden sogenannten Krankheit als sinnvolles biologisches Sonderprogramm der Natur

Dieses Gesetz ist - im Gegensatz zu den vorangegangenen - kein eigens klinisch prüfbares Gesetz, sondern der Konsens, die Zusammenfassung aus der zuvor gewonnenen Erkenntnis.

Die Forschung auf diesem Gebiet steckt noch nicht einmal in den Kinderschuhen. Ein Anfang ist durch Hamers Erkenntnisse gemacht. Einige Interessierte - Mediziner, Therapeuten und Laien - forschen weiter. Ein Hauptproblem in der Neuen Medizin ist die Therapie. Mit der Lösung des Konflikts hat man die Ursache gefunden und beseitigt. Doch die Auswirkungen können schwerwiegend sein. Nur wenige Menschen sind heftigen Heilungsverläufen allein gewachsen. Sie brauchen Begleitung, Unterstützung, Pflege.

Ein zweites Problem ist die Ursachenforschung selbst. Häufig reichen die Ursprungskonflikte so weit in die Vergangenheit, dass man sich nicht mehr bewusst daran erinnert. Möglicherweise hat man sie als Kind erlitten. Oder sogar als Embryo im Mutterleib. Gerade der letzte Punkt ist in der Neuen Medizin noch völig unbeleuchtet. Wenn Sie dieses Buch gelesen haben, wird Ihnen allerdings klar sein, dass bereits Embryos fühlen und Konfliktschocks erleiden können. Und dass diese Konfliktschocks sie ein Leben lang begleiten. Sie zu lösen, ist eine echte Herausforderung, wie diese Erlebnisschilderung von Christopher Ray unterstreicht.

Wenn Sie mehr über die von Irene Behrmann entwickelte Regressionstherapie erfahren möchten, die Poet genutzt hat, empfehle ich Ihnen unser Esstischgespräch mit der Therapeutin.

faktor-L * Neue Medizin 7
Das Selbst und das Ich * Spurensuche
ISBN 9-783-8370-9154-0

Monika Berger-Lenz

-Notiz-

Die Multi-Epi-Krise
- Schienen
- Aktionen
- Lösungen

Häufig wurde ich nach meinen Schienen gefragt. Wie ich mir das Phänomen erklären würde. Durch die Multi-Epi-Krise fand ich auch hier zu einem Vergleich, der für die Anrufer nachvollziehbar war. Den möchte ich auch meinen Lesern nicht vorenthalten.

Von sogenannten Phantomschmerzen nach Amputationen haben wir wohl alle schon gehört. Da berichten Menschen, denen z.B. ein Bein am Oberschenkel amputiert wurde, von Schmerzen im Fuß. Häufig bei Witterungswechsel. Obwohl das entsprechende Glied physisch nicht mehr vorhanden ist. Schienen können wir uns ähnlich vorstellen.

Das DHS liegt in der Vergangenheit, ist zwar (zumeist) nicht mehr relevant, aber nicht gelöst. Es begleitet uns also weiter als Prägung durch unser Leben, und hält immer eine Tür (Weiche) offen, wenn wir in einen Bereich geraten, der bei der Entstehung des DHS als Gefahrenstelle gespeichert wurde. Diese Gelegenheiten summieren sich, wie Sie meiner bisher geschilderten Regressionstour entnehmen können. Auf der Schiene stehen, um bei diesem Bild zu bleiben, jede Menge Waggons, die wir dort gelassen haben, als wir ein neues ungelöstes DHS in unserem ganz persönlichen von Schienen geprägten Revier erlitten.

Nutzen wir, anders als ich, die Regressionstherapie vernünftig, werden wir jeden einzelnen Waggon entladen und von unserer Schiene holen. Systematisch. Nacheinander. Solange bis die Schiene nicht mehr benötigt und aufgelöst wird.

Was ich gemacht habe, war natürlich nicht vernünftig. Ich bin praktisch mit einem D-Zug auf meiner Schiene entlang gerast, habe sämtliche Waggons auf der Strecke eingesammelt und voll beladen bis zum Rammbock des Schienenstrangs vor mir hergeschoben. Dafür war der D-Zug allerdings nicht bestimmt. Er wurde überlastet, und einige

Waggons sprangen ungeordnet aus der Schiene. Das war dann meine Multi-Epi-Krise. Die Chance, dass der Motor bei dieser Überbelastung zerstört wird, ist deutlich höher, als das positive Resultat meines Regressions-Amoklaufes erwarten lässt. Also: Besser Waggon für Waggon, DHS für DHS, abräumen. Mit Hilfe eines Therapeuten.

An diesem Punkt kam fast zwangsläufig die Frage, was man bei einer Epi-Krise, egal ob singulär oder multipel, denn praktisch tun kann. Die Antwort ist einfach. Sich nicht von der Krise dominieren lassen. Auch dazu habe ich wieder ein Alltagsbeispiel.

Wenn ich ein wichtiges Treffen wahrnehme, und mir dabei noch schnell eine Bratwurst gönne, ist es sicherlich ärgerlich, wenn ich meinen besten Anzug mit Senf beschmiere, und keine Chance habe, ihn vor meinem Treffen reinigen zu lassen. Aber das Treffen verliert nichts von seiner Wichtigkeit. Wenn der Fleck so offensichtlich wahrnehmbar ist, wie in solchen Situationen meistens üblich, ändert das nichts an meinem persönlichen Verhalten und meinen persönlichen Qualitäten. Ist es mir unangenehm, dann werde ich die Situation gegenüber den anderen am Treffen beteiligten bagatellisieren, indem ich kurz auf mein Missgeschick hinweise. Meistens wird man mir Mitgefühl entgegenbringen. Sicher kennt auch irgendwer „das beste Mittel" gegen Senfflecken. Schon ist meine Befürchtung, ein schlechtes Bild abzugeben, hinfällig. Der Fleck hat deutlich an Bedeutung verloren.

Praktisch bedeutet das in der Epikrise: Rauslassen. Teilnehmen lassen, wenn halt gerade potentielle Teilnehmer da sind. Und dann, trotz der „Flecken" auf der Jacke, das zu tun, was man eigentlich vorhat. Und das geht. Selbst bei sehr hohem Schmerzlevel.

Und selbstverständlich treibt man das nicht bis zur vollkommenen Erschöpfung, oder bis zum Koma. Es ist absolut legitim, sich bei unerträglichen Symptomen entsprechender Schmerzmittel zu bedienen. Wobei jeder für sich ausloten muss, was für ihn unerträglich ist. Wer zu früh oder zu spät einsetzt, riskiert sein Leben.

Wer zu früh einsetzt, der stoppt den Heilungsprozess. Sammelt unter Umständen weitere Konfliktmasse an und wird bei der wieder eintretenden Lösung noch größere Schmerzen und intensivere, länger anhaltende Symptome zu erwarten haben. Zumindest nach meinen Erfahrungen.

An dieser Stelle kommt dann meist die Frage, wie man sich denn eine Multi-Epi-Krise vorzustellen hat. Wie die eigentlich möglich ist. Und wieso die DHSe nicht exakt in der Reihenfolge ihres Entstehens aufgelöst werden. „Das sollte nach und nach passieren, wie sie entstanden sind", ist hier eine der häufigsten Forderungen.

Aber weder ein DHS noch ein SBS interessiert sich für unsere Wünsche und Forderungen nach einem geregelten Ablauf. Die kommen, wie es ihnen passt. Immer dann, wenn das biologische System einen Grund oder eine Möglichkeit sieht. Das einzige Regulativ, welches ich gefunden habe, ist eine gut betreute Regressionstherapie, in der Schritt für Schritt aufgelöst wird, was gerade Priorität genießt.

Auch hierzu ein Bild. Nehmen Sie eine Schüssel mit Wasser, streuen Sie nun einen Beutel mit Teeblättern hinein. Die werden, zumindest am Anfang, oben schwimmen. Wenn sich das Wasser total beruhigt hat, dann können Sie mit einem Teelöffel gezielt jedes beliebige Blatt herausholen. Rührt jetzt jemand dieses Wasser permanent um, dann fällt Ihre Chance, das richtige Blatt in der richtigen Reihenfolge herauszufischen, praktisch auf null. Das ist der Unterschied zwischen einer gut geführten Regressionssitzung und meiner Regressions-Tour.

Vor ein paar Tagen habe ich im faktor-L Forum den Unterschied so erklärt: *Stell dir die DHSe eines ganzen Lebens als Sand in einem Stundenglas vor, welches ich durch meine Regressionstour umgedreht habe. Es war ein sehr großes Stundenglas und die Sandkörner liefen und laufen nicht nach einer zeitlichen Ordnung.*
Aber sie laufen. Mal mit heftigen DHSen (schwer), mal mit Kleinigkeiten (leicht).

Und es passen viele gleichzeitig durch die Taille des Stundenglases. Eine wichtige Erkenntnis für mich: Es gibt kein geordnetes Nacheinander.

-Notizen-

Original-Beiträge

- Hausfrauentest
- Katzen – was sonst

Natürlich lasse ich meine Manuskripte während ihres Entstehens gegenlesen. Noch vor dem Lektorat. Bei Sachbüchern müssen sie den sogenannten Hausfrauentest bestehen. Nein. Das ist kein potentiell diskriminierender frauenfeindlicher Vorgang.

Es bedeutet im Verlagswesen ganz einfach: Jemand lesen lassen, der mit der Materie nicht vertraut ist. Nur so bekommt man die Bestätigung, ob man den Leser erreicht oder nicht, wenn man kein Fachpublikum anspricht. Und dass uns das gelingt, bestätigt uns anschließen Dr. Hamer gerne mit dem Prädikat „läppisch". Klartext: Jeder kann es ohne entsprechende Vorbildung verstehen. Und das ist unser Ziel.

Unsere Testleser haben an dieser Stelle ein paar Originalbeiträge aus dem Forum verlangt. „Um die Atmosphäre während der Multi-Epi-Krise einzufangen." Gut. Wenn das drei von vier Testlesern hier erwarten, dann hat das sicher seine Berechtigung. Ich hoffe, Sie sehen das genauso. Bei der Auswahl habe ich mich auf Beiträge beschränkt, die im Rückblick für mich eine besondere Bedeutung haben.
*

24.11.2008 09:39 Uhr
>Hamburgerin hat geschrieben: Ehrlich Poet, ich bewundere deine mentale Stärke. <

Ich auch - im Moment...
Seit 4:08 h ununterbrochen Schmerz-Level 12 bis 25
Epikrise in der Epikrise?
Pausenlos
Aber es übt - bei 12 kann ich jetzt noch schreiben.
Gut, dass ich mein Schmerztraining seit frühester Jugend absolviert habe.
Gut, dass ich nur körperlich betroffen bin.

Aber es schlaucht. Wenn Du laufend mehr Energie verbrauchst als Du nachschieben kannst...

Mein Zorn auf das System wächst. Das ist Folter.
Mehr als 30 Jahre Zwangsbeiträge - dann nach 18 Monaten ausgesteuert. Keine Leistungen mehr. Seit 3 Monaten.
Mein Prednisolon- und Strodival-Vorräte halten vielleicht noch eine Woche.
Wenn ich dann nicht durch bin wird es eng.

Was machen weniger stabile Betroffene?
Die werden vom System umgebracht...

Stufe 15 Grüße um 9:30 Uhr
DerPoet
*

Die Forenbeiträge zeigen immer das, was mich akut beschäftigt hat. Unbearbeitet und unzensiert. Also ein Abbild meines jeweiligen Gemütszustands. Hier ging es um die übliche Praxis, nach 18 Monaten mit der gleichen Erkrankung von der Krankenkasse einfach rausgeworfen zu werden. Die nennen das vornehmer Aussteuern. Nach meinem Verständnis müssten die Leistungen zeitlich unlimitiert sein. Schließlich gibt es auf der Beitragsseite auch kein zeitliches Limit.

Was mir emotional viel bedeutete, war die Reaktion unserer Fories. Einer schrieb mir per PN (Persönliche Nachricht): „Zwei Zahlen benötige ich: Kontonummer und Betrag" Das war schon umwerfend. Auch wenn ich nicht auf das Angebot zurückgegriffen habe.

Doch danach ging es erst richtig los. Aus ganz Europa erhielt ich Päckchen mit Prednisolon und Strodival. Auch homöopathische Mittel bekam ich zugeschickt. Ärzte und Heilpraktiker (Danke Harry) luden mich zu sich ein, um bei ihnen meine Multi-Epi-Krise mit ihrer kostenlosen Betreuung zu überstehen. Natürlich hat mir diese Zuwendung geholfen. Ich war nicht nur „nicht isoliert", sondern bekam Hilfe und Hilfsangebote aus allen Ecken.

>Kora hat geschrieben: lass Dir helfen - durch alle, die physisch und im Geiste bei Dir sind. Von Deiner Gemeinschaft, Deiner Herde. Erkenne, dass Du nicht allein bist.
Du kannst Hilfe nicht erzwingen - brauchst sie "nur" zuzulassen. Mach Dich nicht zum Opfer!<

Das, liebe Kora, tue ich.
Ich habe den Faktor isolativ mit meiner Entscheidung zu diesem Thread herausgenommen.

> Kora hat geschrieben: Deine Dokumentation ist wertvoll!<

Das ist der Sinn.
Seit Jahren verlangen viel Menschen
 "Beweise/Berichte/Dokumentationen".
Wer wäre da mehr in der Pflicht als ich, die anzubieten. Als Co-Initiator dieses Forums.
Als Autor und Herausgeber...

> Kora hat geschrieben: Dein mutiger, radikaler und ehrlicher Weg wird beitragen es viel mehr Menschen zu erleichtern, zu helfen und Hilfe zu suchen.<

Das ist kein Mut. Das ist die notwendige Konsequenz, wenn man die NM verstanden hat, sie praktiziert, und am eigenen Fall versuchen kann zu einem optimalen Diagnoseinstrument Therapien zu finden/entwickeln.

So viele haben das "verlangt".
Jetzt müssen sie ertragen wenn ich mich "nackisch" mache und berichte, dass ich gerade eine Epikrise durchlaufe, die mir seit 4:08h bis jetzt (11:22h) keine Sekunde Pause lässt.
Mein linker Fuß hat mittlerweile ein Format, das selbst bei einem 10meter größeren Lebewesen das Attribut zierlich nicht erreichen würde. Kennt man bei Herzkasper auch in der SM.

Allerdings ist dieses (nur bedingt sinnvolle) SBS nicht dominant.
Heute Nacht habe ich von 23 bis 3:00h, mit nur 2 Anfällen, meinen WoW-Todesritter Rayday auf Stufe 61 gelevelt. (Neugier? - WoW - Hier!) Und Bankgeerd, ist wohl einer der wenigen WoW-Bankchars auf Level 71

Larry Nivens neuen Ringwelt-Roman lese ich parallel zu Irenes Leben und Geburt - mit oder ohne Infarktanfälle.

Natürlich sorge ich mich (als Prototyp des Revier-Fuzzy) um all jene, die in ähnlichen und schlimmeren Situationen nur Angst und Panik erleben, und sich alleine auf ihre Lösungsphase/n konzentrieren. Insbesondere um die, mit denen ich im engen Kontakt stehe. Bei denen ich es folglich hautnah miterlebe. Und oft dabei scheitere, sie dazu zu bringen, sich nicht 100% von ihren SBSen vereinnahmen zu lassen.

*Level 17 Grüße * 11:37h **
Koordination weg - sorry
DerPoet
*

Im letzten Absatz wird deutlich, was mich zu dieser Zeit besonders bewegte. Es ging um die Anrufer, die mit harten Medikamenten, bis zur Chemo, von der Schulmedizin „behandelt" wurden. Einige haben den Absprung leider nicht geschafft. Sie sind heute nur noch Erinnerung. Und auch das nur im ganz persönlichen Bereich. Denn sie haben Öffentlichkeit nicht zulassen wollen oder können.

Von ihnen hörte ich häufig: „So wie Du könnte ich das nicht." Aber sie haben oft nicht einmal den Versuch gestartet, „es" so zu handeln, wie sie es gekonnt hätten. Sie haben das Heft aus der Hand gegeben, und Andere mit sich machen lassen, was die für richtig hielten. Ihre Stimmen höre ich nach all den Monaten und den vielen Anrufen noch heute, wenn ich an diese Zeit zurückdenke. Und natürlich fühle ich dann auch Wehmut und Bedauern, dass ihre Stärke beim Griff zum Telefon endete. Und dadurch ihr Leben. Unnötig. Denke ich.

* 24.11.2008 17:14 Uhr
Die Welle läuft seit 4:08 durchgängig - ohne Pausen, mit Spitzen.
Derzeit liege ich seit etwa 15:10h in gemäßigten Schmerzbereichen von
8 bis 12.

Für die vielen Mailer und Anrufer: sorry: dass ich nicht immer ans Phon
kann:
Es ist nicht lebensgefährlich - ich lasse ja keine SMler ran.

Es ist schmerzhaft, auslaugend und wäre für die "anderen SM-
Anhänger" vielleicht ein Kick.

Geht schon. Eine Pause wäre ganz nett...

8er Grüße
DerPoet

PS. Mal sehen, ob Rayday heute noch 62 wird...
...dann komme ich mir nicht so SBS-Fremdbestimmt vor. WoW!
*

Jetzt fällt mir auf, dass der 24. November offensichtlich einer der absoluten Höhepunkte der Super-Epi-Krise gewesen sein muss. Immerhin habe ich es an diesem Tag auf fünf Beiträge gebracht. Und neue Symptome sind auch aufgetreten.

* 24.11.2008 23:36 Uhr
Herz-Serie läuft noch immer - seit 4:08.
Etwa auf 7er Niveau.

Unangenehm sind regelrechte Rülps-Anfälle, bei denen ich das Gefühl
habe, so viel Luft kann kein Mensch in sich haben. Gase?

Eine Freundin, HP, sagte, das Problem sei in der SM bei
Herzanfällen/Infarkten bekannt. Leider habe ich die SM-Bezeichnung
dieses Phänomens nicht greifbar.

Kann mir da jemand helfen?
Bin sehr neugierig.

Noch ein Problem: Seit gestern kommt mir bei jedem Trinkversuch immer häufiger Flüssigkeit in die Luftröhre - praktisch am ersten "Schluckpunkt".
Nicht sehr angenehm, wenn man mit meinen körperlichen Schwächen auch noch mit Hustenanfällen zu tun bekommt.

7er-Grüße
DerPoet
*

Erich fand dann die SM-Diagnose zu meinem Problem:

*25.11.2008 10:36 Uhr
Hallo Poet,
ich glaube, ich habe da etwas gefunden:
Roemheld-Syndrom!

Gute Besserung
und vielen Dank für deinen Report
Erich

PS. 100Pred on the Way - leider kein Strodival
*

Wikipedia schreibt dazu:
>*Als Roemheld-Syndrom bezeichnet man in der Medizin Beschwerden, die durch Gasansammlungen im Darm und im Magen und durch übermäßiges Essen, besonders von blähenden Speisen, hervorgerufen werden. Das Roemheld-Syndrom ist nach dem Internisten Ludwig von Roemheld aus Gundelsheim benannt, der die Symptome Anfang des 20. Jahrhunderts erstmals beschrieb.*

Insbesondere nach üppigen Mahlzeiten wird das Zwerchfell durch Gase, die in Magen oder Darm entstehen, nach oben gedrückt, wobei es über die Lunge indirekten Druck auf das Herz ausübt. Auf diese Beengung reagiert das Herz mit Beschwerden, die einer Angina Pectoris (Brustenge) ähneln. In schweren Fällen kann es zu einer kurzzeitigen Ohnmacht kommen.

Das Roemheld-Syndrom kann auch nach Gebrauch von Natriumcarbonat-haltigen Antazida auftreten. Natriumcarbonat wird allgemein nicht mehr zu den Mitteln der Wahl gezählt.

Es ist möglich, dass das Roemheld-Syndrom durch eine paraösophageale Hiatushernie entsteht.[1] Darunter versteht man einen teilweisen Durchtritt des Magens in den Brustraum durch die Öffnung des Zwerchfells, die normalerweise nur dem Durchtritt der Speiseröhre dient. Falls dies im Einzelfall die Ursache sein sollte, kann es jederzeit zu weiteren gravierenderen Komplikationen kommen, z.B. zu Blutungen und Krebs (in dem Teil des Magens, der eingeengt im Brustraum liegt) und einer Verschlimmerung der Herzbeschwerden.
Therapie:
Kleinere, dafür häufigere Mahlzeiten, das Meiden blähender Speisen und viel körperliche Bewegung (Stärkung der Zwerchfellmuskulatur) sowie Abbau des Übergewichtes sorgen für Linderung der Beschwerden.

Kurzfristige Linderung kann durch Abbau der Gasansammlung im Magen durch ordentliches Aufstoßen erreicht werden.

Im Falle des Vorliegens einer paraösophageale Hiatushernie ist eine Operation nötig. <

Na gut. Mit Übergewicht konnten die mich nicht gemeint haben. Zu diesem Zeitpunkt hatte sich mein Gewicht von 82 Kilo (180cm) auf mehr als schlanke 68 Kilo reduziert. Ich hätte als Model für ein *Brot-für-die-Welt Kampagne* auftreten können, so gotterbärmlich dünn war ich mittlerweile geworden.

Mit einiger Verspätung kam ich dann selbst auf die Ursache. Durch die Traubenzuckereinnahme war ich aus meinem ketogenen Stoffwechsel rausgefallen. Ich war wieder im kh-Stoffwechsel. Und damit unter dem Zuckerdiktat der Kohlehydrate. Mit allen unangenehmen Nebenwirkungen.

Am „Morgen danach" notierte ich im Forum:

* *Morgenbilanz 25.11.2008 09:40 Uhr*
Mit einer 5er Schmerz-Sequenz tatsächlich gegen 3:15h eingeschlafen. 6:32h aufgewacht - sehr matt. Schmerzlevel nur bei 3. Guter Anfang.

Zwei Stunden um die Kraft gekämpft, auf die Beine (spinnedürr mit Klumpfuss links - stabilisiert beim Stehen) zu kommen.

Der penetrante Rohrreinigergeschmack des Kaffees hat sich auch verbessert.
Liegt jetzt irgendwo zwischen Domestos und Meister Propper.

Teste den Lauf ohne Medikamente - zumindest bis SchmerzLevel 10 erreicht werden sollte.

3er Morgengrüße
DerPoet

PS. Im WoW-RRL hat Rayday trotz des harten Tages gelevelt – 62
*

Roski kam mir da in den Sinn. Genialer Texter und Musiker. An den Folgen einer Zungenkrebs-Behandlung gestorben. Vielleicht hatte ihn der zu den Zeilen (aus der Erinnerung – Schallplatte ist fort) inspiriert, die mich zu meinem Beitrag inspirierten:
Mein Kaffee schmeckt nach Seife
Mein Pudding schmeckt nach Jod
Mein Schwein fängt an zu pfeifen
Und am liebsten wär ich tot

Leider ist er. Aber ich lebe weiter. Mag daran liegen, dass ich kein Schwein habe, sondern Katzen. Gut. Katzen kann man nicht besitzen, die wählen sich ihre Menschen aus. Das hat den Vorteil, dass sie sich auch um dich kümmern. Und natürlich auf Trab halten.

Katzen sind Therapie pur. Sie spüren, wenn du aus dem Lot gekommen bist. Sie lenken dich ab, und überschütten dich mit ihrer Zuneigung. Damit erfüllen sie genau die Kriterien, die ich den vielen Anrufern immer vermitteln will. Katzen sorgen dafür, dass du deine Symptome in die zweite oder dritte Reihe schiebst. Sie nehmen teil. Und, was noch wichtiger ist, sie sorgen dafür, dass du am Leben teilnimmst. Ob als Dosen- oder Türöffner. Auch als Wasserträger bist du eine feste Größe im Rudel.

Katzen leben dir die NM vor. Wenn eine Katze scheinbar krank ist, also neumedizinisch in der konfliktgelösten und damit vagotonen Phase, legt sie sich in eine geschützte Ecke und schläft die Heilungsphase einfach bis zum Ende des Konflikts durch. Daher rührt wohl auch die Legende von den neun Leben. Die Gefahr, dass ein DHS ungelöst bleibt, ist in diesem Fall sehr gering.

Einige unserer Katzen haben die Menschensprache gelernt. Nicht nur zu verstehen, sondern auch zu sprechen. Natürlich nur, was ihnen wichtig erscheint. Besucher, die selbst mit Katzen nicht vertraut sind, reagieren da häufig sehr verblüfft. Tommy, acht Jahre alt, hat es zu einer Drei-Worte-Meisterschaft gebracht: Hunger – Raus – Arm!

Ich erzähle Ihnen das nicht aus Sentimentalität, sondern um Ihnen den Therapieeffekt näher zu bringen. Wenn Tommy dasteht und ein forderndes „Arm" loslässt, dann bringt Sie das auch mitten in der Epikrise dazu, ihn auf den Arm zu nehmen und zu schmusen. Sie wachsen also über Ihre selbst gesetzten Grenzen hinaus. Und wenn Sie sicher sind, nix geht mehr, wird ein energisches „Hunger" sie dazu bringen, eine Dose zu öffnen, oder eine Portion Rinderherz in den Futternapf zu füllen. Sie werden also aktiv, wo ihnen Inaktivität eigentlich symptombedingt auf der Stirn geschrieben steht.

Und versuchen Sie erst gar nicht, dem Ruf „Raus" zu widerstehen. Wenn sich dann das halbe Rudel mit vorwurfsvollem Blick hinter Tommy an der Tür versammelt, werden Kräfte in Ihnen wach, von denen Sie nicht geahnt haben, dass sie vorhanden sind.

Meine besten Überlebenstrainer waren (sind!) unsere Katzen. Und in den Momenten, wo der Schmerzlevel über die bekannte Skala hinausging, haben sie brav um und auf meinem Schreibtisch gesessen und ganz offensichtlich mitgelitten. Ohne Ansprüche zu stellen. Hin und wieder haben sie zum Trost ihre Köpfe an mir gerieben. Ihre Art der Anteilnahme.

Katzenfell ist ja ein anerkanntes Heilmittel, aus der Zeit unserer Urgroßmütter. Es hilft allerdings nur nachhaltig, wenn eine lebende Katze drinsteckt. Also lassen Sie sich von einer aussuchen. Das ist deutlich mehr wert, als ein Erste-Hilfe-Kasten.

Wenn Sie mehr über Katzen im Allgemeinen und unsere Katzen im Besonderen erfahren wollen, kann ich Ihnen unser Buch über Katzen empfehlen: Katzen – was sonst * ISBN 978-3837018608

-Notizen-

Laufen lassen

● Zwanglos

Wann immer Sie sich in einer Lösungsphase befinden, sollten Sie zwanglos reagieren, wenn die Symptome das fordern. Das bedeutet, wenn Ihnen sprichwörtlich die Tränen kommen: Laufen lassen! Es nutzt absolut nichts, hier den starken Mann (Unisex!) spielen zu wollen.

Eine der wichtigsten Erkenntnisse für die erfolgreich Abwicklung eines DHS ist: Was raus will muss raus. Wenn Sie stöhnen müssen, dann tun Sie es. Wenn Schreien angebracht ist: Raus damit. Blähungen? Und wenn es noch so knallt: Rauslassen! Ich hatte eine Rülpsphase, die direkt aus Stephen Kings Buch „Duddits - Dreamcatcher" hätte stammen können. Urgeräusche, die mich als Synchronrülpser für jeden Horrorfilm qualifizierten. Immer raus damit.

Was immer der Organismus zur Linderung der Symptome bereitstellt. Zulassen! Wenn Ihre Umwelt das nicht akzeptiert, dann sollten Sie diese wechseln, statt dem Linderungsprozess Einhalt zu gebieten. Wenn wir einen NM-Knigge schreiben würden, käme da nur ein Satz hinein: Was muss – muss!

Es gibt kein schlechtes Benehmen in der Epi-Krise. Erstaunlich, dass viele Anrufer mir erzählen wollten, dass sie sich für solche spontanen „Ereignisse" schämen, wenn jemand aus der Familie in der Nähe ist. Oder über ihre „dürren Beine" und den „aufgeblähten Bauch".

„Wir sind weder auf einem Hofball noch bei einem Model-Wettbewerb", habe ich dann mit all meinem Charme gekontert. „Wir befinden uns mitten in der Epikrise. Und da gibt es nur eine Regel: Überleben. Mit allen Mitteln. Und wer das verhindern will, der ist unser natürlicher Feind." Allerdings konnten nur wenige Anrufer über ihren eigenen Schatten springen. Weshalb auch immer. Aber wer nicht Herr seines Lebens ist, kann auch nicht Herr des Geschehens sein.

Wenn ich mit den Angehörigen gesprochen habe, was sich häufig während des Telefonats ergab, war stets festzustellen, dass die Betroffenen über ihre eigenen Vorurteile gestolpert sind, und es sich unnötig schwer gemacht haben. „Ob sie rülpst, furzt, schreit", sagte mir ein Ehemann am Telefon, „oder ich ihr den Hintern abwaschen muss, ist mir sowas von egal, solange sie nur lebt."

Und wenn Ihr Partner oder Ihre Familie das anders sehen, dann haben Sie nur eine „Besser-als-Nichts-Beziehung", die Sie ganz schnell auflösen sollten. Erfahrungsgemäß ist es genau diese Beziehung, die für Ihre DHSe verantwortlich ist. Die endgültige Lösung Ihrer Konflikte wird nur durch die endgültige Lösung dieser Beziehung möglich sein.

Wenn Ihnen das zu „radikal" erscheint, ein Einwand, den ich häufig zu hören bekam, dann werden Sie den Wert Ihres Lebens nie steigern können. Sie haben sich irgendwo ein- und untergeordnet, funktionieren, statt zu leben, und versäumen alles, was Leben ausmacht. Damit sind Sie das denkbar beste Opfer für alle sogenannten Krankheiten. Die DHSe klopfen praktisch täglich an Ihre Tür. Nur der Mut zum eigenen Leben kann Sie von dieser Schiene holen. Es liegt in Ihren Händen.

-Notiz-

Heilungsphase
- Zeitraum
- Basics

Noch immer kursiert die Meinung, dass die Zeit der Heilungsphase, nach der Epi-Krise identisch mit dem Zeitraum der Konfliktaktivität wäre. Also der Zeit vom DHS bis zur Epikrise.

Das wäre erschreckend, wenn es stimmen würde. So müsste ich nach der Lösung meines pränatalen Konflikts jetzt noch 56 Jahre durch die Heilungsphase. Dem ist nicht so. Das kann ich nun durch meine ganz persönliche Erfahrung bestätigen.

Auch die jüngeren SBSe benötigten nicht annähernd so lange Heilungsphasen, wie sie vorher, in der konfliktaktiven Zeit, am Wirken waren. Die Beobachtung der vermeintlichen Phasengleichheit lässt sich nur mit DHSen erklären, die in einem überschaubar (kurzen) Zeitraum nach dem DHS gelöst wurden.

Alternativ könnte man von einer latenten Konfliktaktivität ausgehen, die bei SBS-Langläufern und Konstellationen auftreten. Das würde eine Art Ruhephase innerhalb der Aktivität voraussetzen. Eine Art Bereitschaftsdienst. Der Konflikt ist da, aber in einer relativen Ruhephase, bis sich beispielsweise ein Rezidiv „meldet", und der Konflikt aus der Bereitschaftsposition wieder aktiv eingreift. Wie gesagt, alles nur spekulativ. Aber möglich.

Eine andere Alternative wäre natürlich auch von unserem Stoffwechsel abzuleiten. Der Zeitraum der Nahrungsaufnahme und der Verdauung, steht hierbei synonym für DHS und Konfliktphase. Ist also deutlich länger, als der Moment der Darmentleerung. Das würde dem von mir (und Anderen) erlebten Ablauf nach der Epikrise entsprechen. Sie war immer deutlich kürzer als der konfliktaktive Zeitraum.

Die Lösung von älteren Konflikten führte allerdings in allen (mir) bekannten Fällen zu deutlich heftigeren Epi-Krisen. Die über Zeit aufgebaute Konfliktmasse ist offenbar deutlich größer, als bei einem schnell gelösten Konflikt. Aber das hat Dr. Hamer ja schon vor Jahren festgestellt und dokumentiert. Ich kann es nur bestätigen. Auch ähneln in vielen mir bekannten Fällen die Symptomstärken häufig denen, die während der Epikrise auftreten. Die Heilungsphase kann also absolut heftig werden. Und das über Wochen und Monate hinweg. Aber sie sind endlich. Im Volksmund würde man von Nachwehen sprechen. Also von einem bekannten Phänomen. Unabhängig ob Schulmedizin, Neue Medizin oder alternativen Richtungen.

Diese Gemeinsamkeiten, die zum Allgemeingut der Menschen gehören, finden wir häufig. Gerade über solche aus dem Alltag stammenden „Volksweisheiten" fanden und finden viel Menschen zum Verständnis der Neuen Medizin.

Ein paar Beispiele:
Es schlägt mir auf den Magen.
Ich habe die Nase voll.
Ich kann es/ihn/sie nicht mehr sehen.
Ich kann ihn nicht mehr riechen.
Da kommt mir die Galle hoch.
Da wird mir übel.
Das haut mich um.

Sicher gibt es da noch viele andere Beispiele, wie wir im Alltag Reaktionen beschreiben, die nach der Neuen Medizin mit einem DHS gestartet werden. Häufig führen Sie fast umgehend zu einer Lösung. Wie Niesanfälle bei einem Stinkekonflikt. Das kennen Sie. Der/die/das stinkt mir. Der ursprüngliche Auslöser war sicher ein tatsächlicher Geruch. Eine unangenehme oder gefährliche Witterung. Mit dem Niesen haben wir den Geruch praktisch vor die Tür gesetzt. Je stärker es uns gestunken hatte, desto heftiger der Niesanfall.

Es sind, wie so häufig im Leben, die kleinen Dinge, die uns die Augen öffnen, und die Wege zum Verständnis ebnen. Situationen, die wir alle kennen. Man muss also absolut keine Krebsdiagnose erhalten, um die Gesetzmäßigkeiten der NM zu erfassen.

Deshalb war und ist es wichtig, dass Dr. Hamer sich bei der Beschreibung der Konflikte einer sehr einfachen Sprache bedient hat. Ein Brockenkonflikt, um hier nochmals mit einem Beispiel zu arbeiten, war in der frühen Menschheitsgeschichte, als ein SBS noch ein SINNVOLLES Biologisches Sonderprogramm gewesen ist, ganz real. Entweder war der Brocken zu groß, um ihn zu schlucken, oder man hat ihn (trotz Gier und Hunger) nicht bekommen. Der Konflikt war da. Egal, ob uns der Brocken (das Wild) entwischt ist, oder wir in der Gruppenhierarchie so weit unten gestanden haben, dass schlichtweg nicht für uns übrig blieb.

Heute, wo der Brocken synonym verwendet wird, kann es sich dabei absolut um ein gutes Geschäft handeln, dessen wir uns sicher waren, und das dann doch in die Hose ging. Oder, die andere Seite des Brockenkonflikts, jemand erhält einen Job oder eine Position, die ihn völlig überfordert und der er nicht gewachsen ist. Ein Brocken, den er nicht verdauen kann. Und das schlägt uns doch schon wieder auf den Magen...

Diese Basics habe ich häufig mit meinen Anrufern ausgetauscht. Insbesondere, wenn sie durch eine SM-Diagnose in Panik geraten waren und all das blockiert wurde, was sie sich bisher an Wissen um die NM erarbeitet hatten. Ähnlich wie bei jemandem, der nach einem doppelten Beinbruch wieder langsam laufen lernen muss. Häufig funktioniert dieser Schritt zurück zu den Anfängen. Zumal dann eine vertraute Strecke vor uns liegt, die wir deutlich besser bewältigen können, als bei unserer „Erstbegehung". Ein Vorteil, den nicht nur Wanderer und Langstreckenläufer zu schätzen wissen.

Wissen auffrischen, ist wie die Wiederbegehung eines vertrauten Wegs. Man erkennt die Strecke und ihre Schönheiten/Tücken leichter. Man bewegt sich sicherer in vertrautem Gelände. Außerdem haben wir einen geschärften Blick für all die Dinge, die uns beim ersten

Ausflug entgangen sind. Wir lernen alle aus unseren Erfahrungen. Aus Wiederholungen lernen wir meistens mehr, weil wir jetzt ein Auge für die Dinge haben, die uns bei der ersten „Begehung" entgangen sind. Denn jetzt bewegen wir uns auf vertrautem Grund.

In Kenntnis dieser Tatsache nehme ich mir deshalb immer wieder einmal Bücher vor, die mich vor Jahren bewegt haben. Beim erneuten Lesen erkenne ich sie wieder, und finde häufig Aspekte, die ich bei der ersten Lesung übersehen habe.

Das ist wie mit Menschen. Je vertrauter man mit ihnen ist, umso mehr Facetten ihrer Persönlichkeit nimmt man wahr. Man wird auch nicht mehr jedes Wort auf die Goldwaage legen. Denn man versteht was tatsächlich hinter den Worten steckt. Man ist vertraut miteinander. Im Idealfall versteht man sich häufig ohne Worte. So, wie man im tiefsten Dunkel einen Weg gehen kann, den man kennt.

Deshalb benötige ich auch kein Hirn-CT, um einen Konflikt zu lokalisieren und aufzulösen. Ich bin vertraut mit den Mechanismen und Gesetzen der Neuen Medizin. Mir bringt eine Regressionssitzung (Pardon Irene - Liegung) deutlich mehr Erkenntnisse, als jedes CT. Doch das muss jeder für sich selbst entscheiden.

-Notizen-

Der nächste Schritt

- Person
- Persönlichkeit

Natürlich scheint es oft einfacher zu sein, wenn man sich führen, anleiten, schieben lässt. Keine Eigenverantwortung übernimmt. Wenn man sich im zweiten oder gar dritten Glied einordnet und die Verantwortung abgibt. Nebenbei hat man im Zweifelsfall immer jemand, dem man „die Schuld" zuweisen kann. Man hat ja nur auf Anordnung oder Befehl gehandelt.

Wir Menschen tendieren dazu, uns ein-, über- oder unterzuordnen. Gerne machen wir das an Besitz fest. Wobei wir das gerne Vermögen nennen. Wer keines besitzt, dem unterstellen wir Unvermögen. Wer also mehr Geld, und die Dinge, die man damit kaufen kann, besitzt, als andere Menschen, erhält das Attribut „Reich". Das impliziert, reiche Menschen sind etwas „Besseres", als unreiche. Unsere Gesellschaft vermittelt gerne, dass reiche Menschen nicht nur bessere Dinge besitzen, oder erwerben können, sondern auch besser sind.

Dabei übersetzen wir besser gerne auch mit klüger, wissender, und unangreifbarer. Wir reduzieren uns auf Person und erheben sie zu Persönlichkeiten. Schon sind wir Untertanen. Zumindest gegenüber der gehobenen Schicht der Besitzer. Genauer: Der Mehr-Besitzer.

Und das wird uns auch tagtäglich mehr oder weniger offen eingebläut. Reiche Menschen können sich bessere Steuerberater und bessere Anwälte leisten, und damit mehr Rechte einkaufen. Das zeigen uns die Medien jeden Tag. Der unfähige Manager, der seinen Laden an die Wand gefahren hat, erhält noch einige Millionen Abfindung. Der Arbeiter, der dadurch seinen Job verliert, erhält ein paar Monate Arbeitslosengeld, dann Hartz IV und später vielleicht einen sogenannten Ein-Euro-Job. Das ist Alltag. Und wir lassen uns das gefallen.

Wir machen sogar mit. Weil wir uns, ganz im Sinne des Systems, unsere eigenen Unterschichten basteln. Während wir noch in Lohn und Brot sind, halten wir die Arbeitslosen für unterlegen. Später, wenn wir das erste Arbeitslosengeld kassieren, blicken wir auf die Hartz-IV-Empfänger herab. Natürlich lassen wir uns auch gerne einreden, dass es sich dabei um Versager oder Faulenzer handelt. Der Abstand zwischen SGB-II-Almosen und Arbeitslosengeld 1 macht uns vermeintlich zu Gewinnern auf der vorletzten Prekariats-Stufe.

Sie mögen sich jetzt fragen, was dieses Kapitel in diesem Buch zu suchen hat. Wenn dem so ist, dann sollten Sie es besonders aufmerksam lesen. Denn dann haben Sie wesentliche Zusammenhänge unserer Gesellschaft (noch) nicht erkannt.

Sie interessieren sich für die Neue Medizin!? Sie wollen Ihren Ärzten auf Augenhöhe begegnen!? Wie, wenn Sie in dieser Hierarchie eingebunden sind und lammfromm einen Platz unterhalb der Ärzteschaft einnehmen?

Anfang dieses Jahrhunderts habe ich ein Buch über das Bedingungslose Grundeinkommen geschrieben. „Zeitgerecht! Bürgergehalt! Mit dem Untertitel: Alle Menschen sind gleich! Dir auch?"

Und genau das ist das Problem. Wir leben die Gleichheit aller Menschen nicht. Aus dem französischen Egalité ist in unserem Alltag das ignorante „egal" geworden, das als „Scheißegal" unseren Umgang mit Anderen treffend beschreibt. Und natürlich auch den Umgang sogenannter Oberschichten mit den darunterliegenden Mittel- und Unterschichten, denen wir uns vielleicht zugehörig fühlen.

Es ist aber nicht irreparabel. Dieses Kasten- und Kästchendenken. Das werde ich Ihnen in diesem Kapitel beweisen. Es gibt keine geborenen Untertanen. Erfolg ist machbar! (ISBN 3-8311-3018-3) Der schnelle Weg zur Persönlichkeit. Sie sehen, auch zu diesem Thema habe ich mit einem alten Freund vor Jahren ein Buch geschrieben. Mit

E.E. deWitt, einem Persönlichkeitstrainer. Im letzten Jahrhundert haben wir viele Seminare zum Thema durchgeführt. Das nur am Rande.

Wer mich und/oder meine Bücher kennt, der weiß, dass ich kein unnötiges Papier verschwende, um Wissen zu transportieren. Wer etwas verstanden hat, der kann das auf relativ wenigen Seiten transportieren. Gelingt ihm das nicht, dann beherrscht er sein Thema nicht.

Ein Beispiel: Ein guter Freund wollte Ethik definieren. Als wir vor ein paar Jahren zusammensaßen, und uns darüber ausgetauscht haben, rechnete er mit 600 bis 800 Seiten, die er für diese Definition benötigen würde. Ich lachte und sagte „Wenn Du Probleme hast, 100 Seiten damit zu füllen, dann solltest Du es schreiben. Denn dann hast Du es verstanden!"

Er hat, weil das seine Art ist, lange darüber nachgedacht. Etwa drei Jahre später rief er mich an, und sagte: „Ich habs! Und wie Du gesagt hast, es sind nur wenige Seiten. Knapp zwei DIN-A 4 Seiten. Und das ist schon aufgeblasen." Natürlich habe ich ein paar Stunden benötigt, um seine Definition zu verstehen. Deshalb gibt es auch den Unterschied zwischen aufgeblasen und notwendig. Denn ich hatte mich die letzten Jahre nicht mit seinem Thema beschäftigt. Also durfte er mir noch etwas über den Weg zu seiner Erkenntnis erzählen, damit ich ihm folgen konnte. Aber weil er „Es" verstanden hatte, konnte er es mir, dem Laien, auch verständlich machen.

Und das ist eine wichtige Erkenntnis. Um etwas verständlich zu machen benötigen wir das Maß an Zeit, welches unser Gegenüber benötigt, um zu verstehen. Ein Arzt, der sich noch nie mit der Neuen Medizin auseinandergesetzt hat, benötigt mehr Zeit, sie zu verstehen, als einer, der bereits mit ihr konfrontiert wurde. Häufig konnte ich feststellen, dass Ärzte, die eine Diagnose „psychosomatisch bedingt" im Repertoire hatten, den Schritt zu DHS-HH-SBS fast automatisch gehen konnten. Weil die Neue Medizin diesem diffusen Bild der

Schulmedizin Gestalt gegeben hat. Aus Ahnung wurde Gewissheit. Denn der Konflikt als Auslöser sogenannter Krankheiten ist die schulmedizinische Hypothese, die sogenannten psychosomatischen Erkrankungen zu Grunde liegt. Man muss nur bereit sein, die Verwandtschaft zu erkennen. Natürlich auch als Neumediziner. Was leider auch häufig nicht der Fall ist. Dazu muss man in Beispielen denken und reden können, die jeden erreichen.

Auch hier ein Beispiel: Eine unserer Katzen, Baby, wurde von einem Auto überfahren, und zu einem unkenntlichen Fellbündel, das nur noch anhand des Halsbandes zu identifizieren war. Ich erwähnte das bereits. Von diesem Zeitpunkt an war ein Revierkonflikt bei mir zugange, sobald unsere Katzen nicht pünktlich nachhause kamen. Waren alle eingetroffen, löste sich mein Konflikt. Ich bekam einen Asthmaanfall.

Meiner Hausärztin schilderte ich mein Problem. Worauf sie diagnostizierte „psychosomatisch bedingtes Asthma". Später, als sie die Neue Medizin kennengelernt hatte, und unsere Bücher kannte, nannte sie den Vorfall „DHS", und die Wiederholungen Rezidive und „Schienen". Auch auf „Revierkonflikt" kam sie ganz selbstverständlich.

Wir müssen also Informationen suchen und anbieten, wenn wir etwas ändern wollen. Und Ärzte sind auch nur Menschen. Solange sie nur zu Krankschreibungen und zur Medikamentierung aufgesucht werden, bieten sie auch nur das an. Nach bestem Wissen und Gewissen. Nicht aus Ignoranz und Besserwisserei. Schon garnicht um uns bewusst zu schaden, wie das einige Fanatiker gerne unterstellen. Das ist Kästchen-Denken. Und damit per se schon widerlegt.

Die Zahl der Schulmediziner, die von Patienten und Kollegen auf unsere Bücher und unser Forum hingewiesen wurden und werden, ist in den letzten Jahren rasant angestiegen. Immer häufiger bekomme ich Briefe, Mails und Anrufe von Ärzten, die sich mit der Neuen Medizin beschäftigen, und sie auch nutzen. Durch das skurrile Verhalten von Dr. Hamer, der die letzten Jahre (freundlich gesagt) oft recht wunderlich ist, mag man sich häufig nicht auf ihn beziehen, um nicht in diesen „exotischen Dunstkreis" (Zitat) hineingezogen zu werden. „Aber mit faktor-L haben Sie eine Brücke geschlagen, über die man unbeschadet gehen kann", höre ich zunehmend aus der interessierten Ärzteschafft.

Einige haben sich auch der Meta-Medizin zugewandt, die Hamers Entdeckung ohne die zunehmende Belastung durch seine persönlichen Eskapaden praktiziert. Nicht ausschließlich. Sondern häufig unter Einbeziehung ihrer schulmedizinischen Kenntnisse. Das ist vollkommen legitim. Und hilfreich. Als NM-kundiger Patient kann man hier natürlich auf Augenhöhe agieren. Ergebnisoffen. Und das ist wesentlich. Denn Wissen hat keinen finalen Aspekt.

Lassen Sie uns jetzt den Schritt von der Person zur Persönlichkeit machen. Sicher ist Ihnen schon aufgefallen, was Sie dafür tun müssen, wenn Sie diesen Schritt nicht schon gegangen sind. Es ist, wie alle schwierig aussehenden Dinge, die wir selbst beeinflussen können, sehr einfach.

Benehmen Sie sich ab sofort so, wie Sie es von einem Typ, einer Persönlichkeit erwarten. Wenn Sie bisher als Ja-Sager und/oder Kriecher bekannt sind, dann lernen Sie den aufrechten Gang und, im Bedarfsfall, auch das Nein sagen.

Natürlich ist das in der gewohnten Umgebung, in der wir alle Etikette tragen und kleben nicht sehr einfach. Aber schon der nächste Mensch, dem sie irgendwo begegnen, ist Ihre Chance, sich zu ändern. Denn Sie haben es in der Hand, wie Sie ihm begegnen. Auf Augenhöhe, und ohne Vorurteile. Er steht weder unter noch über Ihnen. Er ist wertvoll, und kann der Auslöser dafür sein, dass Sie Ihren Wert neu definieren.

Lächeln Sie an der Kasse im Supermarkt. Seien Sie freundlich. Das kostet noch nicht einmal Überwindung, selbst wenn Sie eine gefühlte Ewigkeit in der Schlange warten müssen. Grüßen Sie auch fremde Menschen auf der Straße. Insbesondere bei Blickkontakten, die sich eher zufällig ergeben. Seien Sie behilflich, oder bitten Sie um Hilfe. Das tut wirklich nicht weh, und wird oft mit einem Lächeln belohnt.

Ich praktiziere das schon seit Jahrzehnten. Zugegeben, ursprünglich deshalb, weil mich weit mehr Menschen kennen, als ich kenne. Mein Gedächtnis funktioniert nicht so. Ich brauche zum Wiedererkennen meist besondere Anlässe. Irgendeinen bleibenden Eindruck. Und Namen zu behalten ist mir fast unmöglich. Das ist weder Ignoranz noch Arroganz. Ich habe einfach nur berufsbedingt sehr viele Kontakte. Und nicht jeder dominiert den Tag oder die Stunde. Manche Menschen erkenne ich nur in der Umgebung, in der ich ihnen in der Regel begegne.

Also habe ich mir den Ruf erworben ein freundlicher und kontaktfreudiger Mensch zu sein. Ich lächle jedem zu. Grüße gerne mit einem freundlichen „Hallo".

Dafür gibt es fast legendäre Patzer, die in meinem Manko der Personenspeicherung begründet sind. Vor ein paar Jahrzehnten begegnete mir in der Frankfurter Innenstadt eine attraktive junge Frau, mit der ich umgehend ins Gespräch kam. Es dauerte genau bis zu dem Moment, als ich nach ihrem Namen fragte. Da stellte sich heraus, dass es sich um meine ehemalige Ehefrau handelte. Wir waren zu der Zeit gut fünf Jahre geschieden. Und ich lebe immer im Hier und Jetzt. Auf meiner Festplatte war sie nicht mehr vorhanden. Naja, sie hatte zehn Pfund weniger Gewicht als bei unserer Scheidung und blonde Haare. Allerdings war das für sie keine akzeptable Entschuldigung. Und es dauerte ein paar Jahre, bis ich über diese Begegnung lachen konnte.

Oder der Staatssekretär, der mich zu einem Gespräch gebeten hatte, weil wir uns damals intensiv mit seinem Ministerpräsidenten beschäftigt hatten. Meine Frau und eine Kollegin waren dabei. Und ich saß da, und kam zum Teufel nicht auf den Namen des Ministerpräsidenten. Zum Schluss rettete ich mich damit, seinen Spitznamen zu benutzen. Der Staatssekretär hielt das für despektierlichen Vorsatz. Hatte sich aber gut im Griff.

Meine beiden Begleiterinnen konnten das Lachen kaum unterdrücken. Nur meine Frau wusste mit absoluter Sicherheit, dass ich den Namen des Ministerpräsidenten schon von meiner Festplatte gelöscht hatte. Wenige Wochen später trat er von seinem Posten zurück. Wir hatten weder unsere Berichterstattung geändert, noch unsere Recherchen eingestellt.

Meinem Ruf hat auch das nicht geschadet. Ich bin nach wie vor dafür bekannt, dass man mit mir immer reden kann. Und, und das ist nicht unwesentlich, dass ich immer freundlich zu allen Leuten bin. Es fällt den Leuten schwer, nachhaltig auf mich böse zu sein. Naja, zumindest den meisten...

Wenn Sie sich für Menschen interessieren, und nicht gerade als Journalist tätig sind, werden Sie sicher den Quantensprung von der Person zur Persönlichkeit relativ schnell schaffen können. Ich kann Ihnen versprechen, Ihr Leben wird schon nach ein paar Tagen interessanter und (insbesondere!) lebenswerter.

Es dauert nicht lange, und Sie werden die Persönlichkeit, die Sie sind, mögen. Und wenn Sie erst einer mag, dann folgen in kurzer Zeit andere. Fragen Sie sich einfach, wer Sie mögen soll, wenn Sie sich selbst nicht ausstehen können, weil Sie nur eine Rolle in dieser Schubladengesellschaft spielen, statt zu sich selbst zu finden. Und dann springen Sie aus Ihrem Kästchen in Ihr echtes Leben. Es lohnt sich.

Nicht vergessen: Es gibt zu jedem Thema mindestens zwei Meinungen. Sie können sich austauschen. Sie können diskutieren. Sich überzeugen lassen, oder selbst überzeugen. Oder Sie finden einen Konsens, wenn sich kein ausschließliches Resultat finden lässt. Es ist auch absolut OK, wenn jeder seine Meinung behält. Denn es bringt Ihnen keine Sympathiepunkte, wenn Sie versuchen, Ihren Gesprächspartner mit Gewalt umzudrehen.

Sehr häufig gibt es kein Richtig oder Falsch. Nur Meinungen. Und bei Meinungs-Diskussionen gibt es keine Gewinner, aber häufig tief verletzte Gesprächspartner. Aber das kennen Sie ja.

Bleiben wir noch einen Moment bei der Neuen Medizin. Denn die ist ja das zentrale Thema dieses Buches. Wir gehen bei diesem Beispiel davon aus, dass Sie die Neue Medizin verstanden haben. Sie sind sogar sicher, dass Sie sie begriffen haben. Statt an Krankheiten denken Sie nur noch an Sinnvolle Biologische Sonderprogramme. Sie verstehen die Abläufe von DHS-HH-SBS, und können es nicht fassen, dass es Menschen (z.B. SM-Ärzte) gibt, die ein völlig anderes Verständnis von biologischen Abläufen haben, als Sie. Können Sie sich das vorstellen?

Sicher können Sie das. Und nun wollen Sie von einem Arzt eine Krankschreibung. Aus welchen Gründen auch immer. Aus Ihrer ganz persönlichen Erfahrung wissen Sie, dass der Wunsch nach einer Pause im Job immer berechtigt ist. Unabhängig davon, ob Sie an körperlichen Symptomen leiden (also krank sind) oder nicht.

Der einzige, der Ihnen im Rahmen der gesetzlichen Vorgaben Ihre momentane Arbeitsunfähigkeit bescheinigen kann (Krankschreibung) ist also ein Schulmediziner. Und von der Schulmedizin halten Sie nichts. Eine verzwickte Lage. Zumindest, wenn Sie der Meinung sind, dies dem Arzt deutlich machen zu müssen. Ein guter Einstand wäre dann sicher, ihm klar zu machen, dass er keine Ahnung von den sogenannten Krankheiten und ihren Ursachen hat. Sein Studium, seinen Beruf und seine Praxis-Erfahrung zur Makulatur erklären. Oder? Sie sind ja der Chef des Verfahrens...

Ich setze mal voraus, dass Sie kein absoluter Vollidiot sind, der zum Arzt geht, um Recht zu bekommen, sondern eine Krankschreibung wollen. Also werden Sie sich so verhalten, dass Sie Ihr Ziel erreichen. Sie erzählen etwas über Ihre extremen Schlafstörungen, die daraus resultierenden Konzentrationsschwächen, und wie schlapp und appetitlos sie seit einer Woche sind.

Er wird daraufhin versuchen, Ihnen nach seinem Kenntnisstand zu helfen. Und ich wette, wenn Sie ihm sagen: „Ich brauche keine Medikamente, sondern nur eine Woche Erholung und Ruhe", wird er das in aller Regel akzeptieren.

Für den Arzt (Unisex!) sind Sie ein kompetenter Gesprächspartner gewesen. Allenfalls wird er Ihnen anbieten, sich das genauer anzusehen, wenn sich Ihr Zustand in einer Woche nicht gebessert hat. Vielleicht bietet er Ihnen noch einen Test der Blutwerte an, um (schulmedizinisch) auszuschließen, dass es sich „um etwas Ernsthaftes" handelt. Dann tun Sie ihm den Gefallen. Denn das hat keine Konsequenzen für Sie. Und er bucht Sie unter dem Label kooperativ. Was seine Bereitschaft erhöht, Sie ernst zu nehmen.

Schon beim nächsten Besuch können Sie ihm etwas von der NM erzählen. Er nimmt Sie jetzt ernst. Weil Sie ihn ernst genommen haben. Seine Bereitschaft, Ihre Sicht der Dinge zur Kenntnis zu nehmen, ist deutlich gewachsen. Denn Sie haben nicht versucht seine Welt zu zerstören, sondern bieten ihm die Möglichkeit, sie zu erweitern. Also präsentieren Sie die Neue Medizin als das, was sie auszeichnet. Auch für Schulmediziner. Nämlich als effizientes Diagnoseinstrument.

Machen Sie es ihm leichter, indem Sie erklären, dass Sie über die SM-Diagnose „psychosomatisch bedingt" im Laufe der Jahre auf die NM gestoßen sind. Denn diese Diagnose kennt er. Und was könnte die Zusammenhänge zwischen Psyche und Organ besser beschreiben, als die Neue Medizin. Hier gibt es unendliche Schnittmengen zur Schulmedizin.

Und Sie? Sie haben sich so verhalten, wie Sie es an der Stelle Ihres Gesprächspartners erwartet hätten. Mit dem Resultat, dass es statt zur Konfrontation zur Kooperation kommt. Er muss nichts unfreiwillig aufgeben. Sie müssen sich keinem Diktat beugen. Sie sind der Chef des Geschehens geblieben, ohne Ihren Gesprächspartner zum Untertanen oder zum Trottel gemacht zu haben.

Sie begegnen sich auch künftig auf Augenhöhe. Sie werden sich nicht immer einig sein. Das ist zwangsläufig eher unwahrscheinlich. Aber Sie werden sich weiterhin mit Anstand und Akzeptanz begegnen, ohne dabei den anderen existenziell anzugreifen. Und somit gibt es mindestens zwei Gewinner. Im geschilderten Beispiel sogar mehr. Meine „Hausärzte" betrachten ihre Patienten jetzt auch unter dem Aspekt, „welcher Konflikt hat das ausgelöst". Also unter einem wesentlichen neumedizinischen Aspekt. Und man muss schon blind, - besser: verblendet - sein, um diesen Fortschritt nicht zu erkennen.

Die Alternative, wenn ich Konfrontation der Kooperation vorgezogen hätte, wäre nur eine komplette Ablehnung der NM gewesen. Meine „Hausärzte" hätten sich nicht mit dem Thema beschäftigt. Und das haben wir ja mehr als zwei Jahrzehnte (und noch) erlebt. Zu Lasten der Patienten. Wer heute noch mit einem aufgeblasenen Ego durch die Gegend läuft, und dabei fruchtbaren Boden zertrampelt, der hat von der Funktion zwischenmenschlicher Beziehungen nichts kapiert, und die Neue Medizin nicht wirklich verstanden. Columbus glaubte ja auch, er hätte einen neuen Seeweg nach Indien entdeckt...

Fazit: Ob im Supermarkt, auf der Arbeit, bei den Nachbarn, beim Arzt, wir bekommen immer das, was wir herausfordern. Behandeln wir die Menschen so, wie wir behandelt werden wollen, dann haben wir es überall mit Persönlichkeiten zu tun, und werden auch als solche gesehen und akzeptiert. Wie bei der Neuen Medizin, sind es die einfachen Wahrheiten, die den Kern des Problems treffen: „Wie man in den Wald ruft, so schallt es heraus".

-Notiz-

Was uns Krank macht
- Wer A sagt...
- Fehler im System
- Soforthilfe BGE

Wenn Sie bis hierher nicht durch zufälliges Blättern gekommen sind, sondern alles gelesen haben, dann können Sie die Frage „Was uns krank macht" grundsätzlich beantworten: Konflikte, die durch ein DHS ausgelöst werden. Auch werden Sie Krankheiten als (ehemals) Sinnvolle Biologische Sonderprogramme erkennen, einordnen und behandeln. Wenn Sie die NM verstanden haben.

Unabhängig davon, ob Sie mir zustimmen, oder nicht, wird Sie dieses Kapitel noch ein Stück weiterbringen. Wissen schadet immer nur dem, der es unterdrücken will. Oder: Wer A sagt...

Also sage ich hier auch B. Zufall, dass das für BGE stehen kann. Für Bedingungsloses Grundeinkommen. Denn das wäre eine Therapie, die kurzfristig Millionen Menschen vor Konflikten (schulmedizinisch Krankheiten) bewahren könnte. Und das ist selbst außerhalb der Neuen Medizin kein Geheimnis. Werfen Sie einen Blick auf eine Pressemitteilung des *Sächsischen Staatsministeriums für Soziales,* die ich gerade eben erhalten habe, während ich dieses Kapitel begann:

SMS - Sächsisches Staatsministerium für Soziales
07.10.2009

Soziales
Schuldnerberatung ist mehr als eine erste Hilfe

Leben mit Schulden geht einher mit Krankheit, zerbrechenden Beziehungen, sozialer Ausgrenzung. *Letztlich wirkt dieses "Leben im Negativen" negativ auf unsere ganze Gesellschaft - auf die Gläubiger, die Arbeitgeber, die öffentlichen Haushalte.*

"Gemeinsam und aktiv setzen wir uns dafür ein, dass sächsische Bürger und ihre Familien aus der Schuldenfalle herausfinden oder am besten:

gar nicht erst hinein geraten", erklärte Verbraucherschutzministerin Christine Clauß anlässlich der heutigen sächsischen Fachtagung der Insolvenzberatungsstellen in Dresden.

So unterstützen die Sächsische Staatsregierung, Kommunen und die Grundsicherungsträger für Arbeitsuchende die sozialen Beratungsstellen. Gerade die soziale Schuldnerberatung sichere eine Nachhaltigkeit der Maßnahmen - denn hier wird nicht einfach kontrolliert, dass nicht zuviel ausgegeben wird. Hier steht der vernünftige Umgang mit Geld im Mittelpunkt, und der bestimmt letztlich auch, ob aus einem schuldenfreien Neuanfang auch danach ein Leben ohne Schulden wird.

Vor allem auch Kinder und Jugendliche müssen lernen, mit Geld umzugehen.

Schon hier werde deutlich, dass Schuldnerberatung mehr sein müsse als eine "erste Hilfe", betonte Clauß. Schuldnerberatung sei präventive Arbeit.

"Wir brauchen eine Fachberatungsstelle, die als Kompetenzzentrum für Schuldenprävention im Freistaat fungieren soll und statistische Erhebungen begleiten und koordinieren soll", so Clauß.

Die repräsentativen bundesweiten Untersuchungen der letzten Jahre gehen für die neuen Bundesländer von einer Überschuldungsquote von ca. 11,3 Prozent der Haushalte aus. Das entspricht etwa 245.000 überschuldeten Haushalten in Sachsen.
Der Freistaat Sachsen unterstützt mit jährlich 2,2 Millionen Euro die sächsischen Schuldnerberatungs- und -präventionsstellen.
www.sms.sachsen.de

Obwohl der erste Satz dieser Pressemitteilung für einen Neumediziner die wesentliche Erkenntnis enthält, habe ich Ihnen die komplette Mitteilung präsentiert. Damit Sie sich ein entsprechendes Gesamtbild machen können.

Was Sie nur zwischen den Zeilen lesen können, sage ich Ihnen im Klartext: Unser sogenanntes Sozialsystem macht krank. Hartz IV zerstört Menschen und ihre Beziehungen. Denn es langt nicht zu einer Teilnahme am öffentlichen (kulturellen) Leben. Es langt noch nicht einmal, um sich vernünftig zu ernähren, zu kleiden oder zu wohnen. Versuchen Sie das mal mit rund 350 Euro im Monat, von denen z.B. noch Teile der Miet-Nebenkosten abgehen.

Wenn Sie die NM verstanden haben, können Sie sich selbst ausmalen, was mit den Menschen passiert, die plötzlich auf Hartz IV angewiesen sind. Das Selbstwertgefühl geht in den Keller, und von dort, per DHS, in die Knochen. Sie verlieren ihr Revier, ihren Platz in der Gesellschaft. Die Beziehungen werden strapaziert, bis sie zerbrechen. Und die Betroffenen mit ihnen. Das bestätigt Ihnen die amtliche Mitteilung aus dem Ministerium schon im ersten Satz. Nur für den Fall, dass Sie da noch Zweifel haben sollten. Hinterfragen Sie bei den Statischen Landesämtern, oder dem Statischen Bundesamt die aktuellen Zahlen bezüglich der Erkrankungen bei „Arbeitslosen", wenn Sie es genau wissen wollen. Das geht auch per www.destatis.de über das Internet.

Es ist also nicht nur so, dass die sogenannten Sozialleistungen zu niedrig sind, und damit unsozial, sie schädigen in ihrer Geringfügigkeit die Menschen im Einzelnen, und die Gesellschaft als solche. Die Folgekosten die aus dieser Ungenügsamkeit resultieren, sind immens. Und sie steigen Jahr um Jahr. Fehler im System, nennen wir das.

Wer weniger (zu wenig) Einkommen hat, der kann weniger konsumieren. Wo weniger konsumiert (gekauft) wird, macht der Handel weniger Umsätze. Wo weniger Umsätze generiert werden, benötigt man weniger Arbeitskräfte. Wer seinen Job verliert... Beginnen Sie wieder am Anfang dieses Absatzes. Notfalls so lange, bis Sie das System verstanden haben.

Sie haben recht. Das ist eine Endlosschleife. Aus der kommen wir auch mit ABM-Maßnahmen, Schulungen, oder Ein-Euro-Jobs nicht heraus. Um das erkennen zu können, muss man nicht Betriebswirtschaft studiert haben. Und wer die NM kennt, sieht die Flut von DHSen, die auf die Menschen zukommen. Das ist eine echte Pandemie. Nicht die Rinder-, Vogel- oder Schweinegrippe.

Und sie trifft natürlich nicht nur unsere Hartz-Opfer. Sie trifft auch all jene, die einen Sinn für soziale Ausgewogenheit mitbringen. Denn das passiert in unserem Revier. Auch ein Götz Werner, der zu den reichsten Männern in diesem Land zählt, kann und will sich damit nicht abfinden. Lesen Sie seine Bücher und Artikel zum Bedingungslosen Grundeinkommen. Dann werden Sie verstehen, was ich meine. Aber das tun Sie sicher jetzt schon, wenn Sie dieses Kapitel nicht einfach überblättert haben.

Das Statistische Bundesamt liefert uns die Hintergrunddaten. Hier aus dem Jahr 2006. (Quelle: http://www.gbe-bund.de/gbe10/)

2.1 Soziale Lage und Gesundheit
Zusammenfassung

Der allgemeine Lebensstandard, das Durchschnittseinkommen sowie das Bildungsniveau in Deutschland sind in den vergangenen Jahrzehnten kontinuierlich gestiegen. Gleichzeitig haben jedoch angesichts schwieriger wirtschaftlicher Rahmenbedingungen und der anhaltend hohen Arbeitslosigkeit Ungleichheit und Armutsrisiken tendenziell zugenommen. So hat sich der Anteil der Sozialhilfeempfängerinnen und -empfänger an der Bevölkerung seit Anfang der 1960er Jahre von unter einem auf über drei Prozent im Jahr 2002 erhöht. Auch die Zahl der von Einkommensarmut bedrohten Menschen ist angestiegen. Derzeit sind 13,5 Prozent der Bevölkerung einem erhöhten Armutsrisiko ausgesetzt. Kinder und Jugendliche sind dabei überdurchschnittlich, ältere Menschen, vor allem ab 65 Jahren, unterdurchschnittlich betroffen.

Sozial benachteiligte Bevölkerungsgruppen sind durch stärkere Arbeitsbelastungen, schlechtere Wohnverhältnisse, vermehrten

Zigarettenkonsum, häufigeres Übergewicht und größeren Bewegungsmangel einem teilweise deutlich erhöhten Krankheitsrisiko ausgesetzt.

Leiden wie Schlaganfall, chronische Bronchitis, Schwindel, Rückenschmerzen und Depressionen sind in der unteren Sozialschicht sowohl bei Frauen wie Männern häufiger als in der oberen Schicht.

Eine besondere Risikogruppe stellt die gewachsene Zahl der Arbeitslosen dar. Bei den 20- bis 59-Jährigen leiden knapp 50 Prozent der arbeitslosen, dagegen rund 30 Prozent der erwerbstätigen Männer und Frauen unter gesundheitlichen Beschwerden. Dies führt bei Arbeitslosen im Vergleich mit Erwerbstätigen zu einer etwa doppelt so großen Zahl von Krankenhaustagen.

Schlechter gestellt sind auch die mehr als eine Million allein erziehenden Frauen. Ende 2002 war jede vierte von ihnen sozialhilfeabhängig. **Allein erziehende Mütter sind generell unzufriedener mit ihrer Lebenssituation als verheiratete Mütter und leiden vermehrt unter Bronchitis, Leber- und Nierenleiden sowie psychischen Erkrankungen.** Bei den deutlich weniger zahlreichen allein erziehenden Vätern finden sich diese gesundheitlichen Beeinträchtigungen nicht.

Sie kennen sich jetzt, zumindest rudimentär in der Neuen Medizin aus. Die vom Statistischen Bundesamt angeführten „Leiden" des sogenannten Prekariats sind typisch, und bedürfen hier keiner weiteren Erklärung.

Deshalb benötigen wir ein Bedingungsloses Grundeinkommen. Um einem juristischen Konsens zu folgen, zumindest in der Höhe des pfändungsfreien Betrags pro Person. Aktuell sind das 989,99 Euro im Monat. Die garantieren, neben der Teilhabe am kulturellen Leben, auch die Vermeidung der DHS-abhängigen „Erkrankungen" der Menschen in vielen Lebenssituationen. Schon das spart dem Staat viele Milliarden sogenannter Gesundheitskosten pro Jahr.

Mehr als 100.000 Bedienstete der Agentur für Arbeit, die derzeit den Mangel verwalten, sind damit überflüssig. Das erspart alleine Lohnkosten von rund drei Milliarden Euro jährlich. Unabhängig von den weit höheren Beträgen für Miete, Einrichtungen, Strom, PC, und Materialkosten dieser Behörde. Weitere Milliarden greifen derzeit überwiegend Stiftungen ab, die Beschäftigungsmaßnahmen anbieten. So hochwertige Jobs, wie Babyausstattungen zu häkeln/stricken und alte Puzzles auf ihre Vollständigkeit zu prüfen. Angeblich alles Lohn-Job nahe Tätigkeiten…

Ein Bedingungsloses Grundeinkommen (BGE), wird nicht nur die Armut abschaffen und die Menschenwürde wiederherstellen, sondern auch für Kaufkraft in der Fläche sorgen. Damit für mehr und sichere Arbeitsplätze. Denn nur Kaufkraft bringt Umsatz, und der neue Arbeitsplätze.

Die Weiterführung dieses Themas würde den Rahmen dieses Buches sprengen. Derzeit arbeite ich an einem zweiten Band von „Zeitgerecht – Bürgergehalt", der ebenfalls dem BGE gewidmet ist. Wenn Sie mehr wissen wollen, gedulden Sie sich bitte noch bis dahin. Lesen Sie auf Faktor-L.de den Thread zum BGE, der seit 2004 läuft, oder googeln Sie sich schon einmal durchs Internet. Zum besseren Verständnis, noch eine kurze Zusammenfassung.

Zusammenfassung:
Bedingungsloses Grundeinkommen (BGE) erhalten alle Bundesbürger. Damit entfallen, bis auf den Bestand, alle weiteren Leistungen, außer in Notfällen.

Einkommenssteuern und andere bedingte Steuern entfallen. Es wird ein reines Verbrauchsteuersystem auf Basis der derzeitigen Mehrwertsteuer eingeführt. Unter Berücksichtigung aller derzeitigen Steuern kann diese 50% betragen, ohne dass damit eine Verteuerung der Produkte und Dienstleistungen anfällt.

Im Klartext: Alle Waren würden ohne Preiserhöhungen weiterhin verfügbar sein. Der Mehrwertsteuersatz fasst alle bisherigen Steuern zusammen. Es ist faktisch keine Erhöhung, gegenüber dem jetzigen System notwendig.

Einnahmen aus Erwerbsarbeit sind damit Nettoeinnahmen. Allenfalls abzüglich Krankenversicherung. Unser Steuersystem wäre damit leicht überschaubar und hinterziehungssicher. Steigen die Umsätze unserer Wirtschaft, steigen auch die Steuereinnahmen, das Staatsvermögen.

Arbeitnehmer werden zu selbstbestimmten Partnern der Unternehmer. Kündigungsschutz, Mindestlöhne, und all die Krücken, die das bisherige System stützen sollten, entfallen ersatzlos. Das neue System wird eine paritätische Partnerschaft von Unternehmer und Arbeitnehmer generieren. Zum Wohle beider Parteien.

Armut wird nicht bekämpft, sondern abgeschafft. Niemand wird mehr gezwungen sein, seine Heimat zu verlassen, um in einem anderen (Bundes-)Land zu arbeiten, und dort die Löhne zu drücken.

Den Faktor Gesundheit habe ich bereits innerhalb dieses Kapitels behandelt. Auch dort dürfte es keine Zweifel mehr über den Nutzen des BGEs geben.

-Notiz-

Nach der Multi-Epi-Krise
● Nachwirkungen
● Und immer wieder das Herz
● Stoffwechsel-Umstellung

Habe ich Ende Januar 2009 noch von vier parallel laufenden Konfliktlösungen gesprochen, zeigte sich in den folgenden Wochen, dass es sich sogar um fünf handelte. Im Rückblick war das nur relevant, weil diese schwerwiegenden Heilungsphasen danach tatsächlich abgeschlossen waren.

Sozusagen als Bonus verschwand dabei auch mein (schulmedizinisch gar als COPD diagnostiziertes) chronisches Asthma. Im Rückblick ist auch das verständlich. Die Super-Epi-Krise war dermaßen kritisch und lebensbedrohlich, dass ich nicht dazu kam, auf meine Asthma-Schiene aufzufahren. Ich war quasi zu beschäftigt. So habe ich dann auch biologisch und nicht nur intellektuell registriert, dass meine Angst um unsere Katzen weder hilfreich, noch tatsächlich begründet war. Ruhe im Revier, würde ich es im Nachhinein beschreiben.

Fast nahtlos ging es nach der Bewältigung der Super-Epi-Krise weiter. Und immer wieder war das Herz betroffen. Um Ihnen die damals aktuelle Situation nahe bringen zu können, veröffentliche ich hier drei Beiträge ab 30. Januar 2009, die zeitnah geschrieben wurden:

*** Nach der Epikrise**
*von **Poet** » 30.01.2009 23:38 Uhr*
Nach der extremen Epikrise bin ich in die nächste Ebene geschlittert. Das ist der Umstellung des Stoffwechsels geschuldet, nachdem ich in der Epikrise auf Traubenzucker zugreifen musste, um die Energiedefizite auszugleichen.

Die extremen Wassereinlagerungen in den Füssen haben nichts mit dem Ursprungs-DHS zu tun. Deshalb widme ich dem aktuellen Stand meiner Befindlichkeiten einen neuen Thread. Es betrifft zwar immer noch mich, hat aber mit den ursprünglichen DHSén und der Super-

Epikrise nichts mehr zu tun. Also machen wir in einem neuen Thread weiter.

Status:
Ich habe schlimme Schmerzen im rechten Knie, Wasserfüße, und bin permanent Müüüüüüüüde.
Sobald ich mich hinlege, bekomme ich Herzschmerzen.

Mehr demnächst.
DerPoet

***
Nach der Epikrise
von **KlausD** » 31.01.2009 05:11 Uhr

Nochmals Thx dass wir an deiner Epikrise, die ja zur Multi-Epikrise wurde, teilnehmen durften. Es hat mich sehr bestärkt, und ich habe intensiv mitgebangt und gehofft.

Ich bin froh, dass Du das alles so gut durchgestanden hast, und will mir garnicht ausmalen, wie es unter Schulmedizinern in einem Krankenhaus ausgegangen wäre.

Auch dafür, dass Du an dieser Stelle mit einem neuen Thread weitermachst.
Drücke Dir die Daumen, dass Du auch die Stoffwechselumstellung bald geschafft hast, und endlich wieder zur Ruhe kommst. Meine Grüße gelten auch Momo, deren Belastung sicher unendlich hoch war. Wenn man miterleben muss, was Du durchgemacht hast, dann ist das sicher fast noch schwieriger, als wenn man selbst durch diese Krise geht.

Alles denkbar Gute
KlauD
***

Nach der Epikrise
von *Poet » 31.01.2009 06:11 Uhr*

Danke, ist ja auch ein Sinn dieses Forums. Den Weg darzustellen. Niemand soll glauben, dass es leicht ist - aber machbar!

Gerade habe ich eine Spitze (Herz - Level 15 = heftigst) hinter mich gebracht.

Die Umstände waren seltsam. Wollte zu Bett gehen, die Knieschmerzen haben gegen 4:00h spontan aufgehört.
Musste nochmal kurz in die Redaktion, Als ich zurück gegangen bin: Starke Herzaktivitäten, spontan eiskalte Hände, Schmerzen im linken Arm. Kopfschmerzen. Etwa 20 Minuten. Alles.

Kaffee gemacht. Plötzlich die linke Hand spontan so dick geworden, dass meine Ringe schmerzhaft in die Finger eingeschnitten haben. Etwa 10 Minuten später, nach der Tasse Kaffee, war die Hand wieder normal schlank, die Ringe konnte ich ohne Widerstand von den Fingern ziehen. Optisch waren (sind) allerdings tiefe Eindrücke zu sehen. Jetzt, etwa 10 Minuten später, habe ich nur einen leichten Druckschmerz in der linken Gesichtshälfte. Seitlich. Vom Kiefer bis zu einem Drittel des Schädels. Die Hände sind wieder normal warm. Da die Schmerzen eine eigene Qualität hatten, das Herz fühlte sich an, als würde es jemand in der Hand zusammendrücken, gehe ich von einer Epikrise aus, die auf einen spontan gelösten Konflikt zurückzuführen ist. Im Rückblick ist mir der Auslöser bekannt. Allerdings hatte ich nicht geahnt, dass es sich um ein DHS handeln könnte. So sehr hat mich die Situation eigentlich nicht beeindruckt.

Ich gehe davon aus, dass ich durch die Lösung auf eine Schiene gekommen bin, die noch immer latent vorhanden ist.

Morgengrüße
DerPoet
***

Opernfans kennen das Muster: „Es ist immer erst vorbei, wenn die dicke Dame singt..." So war es auch in diesem Fall. Sie können den Thread auf Faktor-L.de nachlesen, wenn Sie das nachverfolgen wollen. Unter http://www.faktor-L.de/viewtopic.php?f=18&t=2236 finden Sie ihn. Die derzeit letzte Eintragung stammt vom 02.09.2009 02:37 Uhr.

Aktuell habe ich noch immer Herzprobleme. Die sind unter anderem der Tatsache geschuldet, dass ich 1962 durch eine schulmedizinische Fehldiagnose im Sterbezimmer eines Krankenhauses landete. Dort hat man mir mit starken Medikamenten den Magen und das Verdauungssystem nachhaltig geschädigt.

Ich erinnere mich an eine Substanz, die eine violette Färbung hatte, dabei eine an Treibsand erinnernde Konsistenz, und in einem Becher verabreicht wurde. Das Zeug schmeckte widerlich, verklebte Mund und Gaumen, und verursachte Übelkeit und Brechreitz. Angeblich sollte es gegen eine vermutete Tuberkulose helfen. Die wurde hinter einer linksseitigen Verschwartung von Rippenfell und Zwerchfell vermutet.

Zusätzlich bekam ich täglich sechs Penizillin- und sechs Streptomyzin-Spritzen, sowie eine Glukoseinfusion. All dies hat mein Magen nicht vertragen. Die Diagnose wurde übrigens erst zwei Jahre später revidiert. Im sogenannten Sterbezimmer lag ich rund acht Monate. Es war ein Doppelzimmer. Meine jeweiligen Zimmergenossen, acht oder neun, verstarben im Nachbarbett. Im Rückblick war dies die Grundlage für mein tiefes Wissen um die Endlichkeit der menschlichen Existenz.

Das Leben ist deutlich intensiver, wenn man die Endlichkeit nicht nur ahnt, oder befürchtet, sondern kennt. Im Wissen um die Endlichkeit ist es weit selbstverständlicher, Beziehungen zu beenden und neue zu beginnen, statt das Leben durch sinnloses Aufrechterhalten sinnent-leerter Beziehungen zu vergeuden. Auch der Wert materiellen Besitzes reduziert sich gewaltig. Leben ist der Sinn des Lebens. Inhalten muss jeder selbst eine Wertigkeit zuordnen. Jeder lebt *sein* Leben.

Zurück zum medizinischen Aspekt. Die Medikamente hatten meinen Stoffwechsel nachhaltig aus der Reihe gebracht. Jahrzehnte kannte ich nur Übelkeit. Übelkeit mit nagendem Hungergefühl, oder Übelkeit nach den Mahlzeiten. Erst Anfang dieses Jahrhunderts entdeckte ich die LowCarb-Ernährung. Oder das, was man fälschlicher Weise Atkins Diät nennt. Also kohlehydratarme Ernährung. Der Stoffwechsel wird ketogen. Er bezieht seine Energie also aus Ketonen und Fett statt aus Kohlenhydraten.

Das Resultat war phänomenal. Meine Dauerübelkeit verschwand. Durch den ketogenen Stoffwechsel verschwanden sämtliche Symptome, die mich rund vierzig Jahre beeinträchtigt hatten. Wenn Sie mehr dazu wissen wollen, empfehle ich Ihnen ketario.de, unser Forum zum Thema, und unsere beiden Bücher „Wir haben das Fettsein dicke" und „Wir haben das Hungern satt".

Momentan arbeite ich an der erneuten Umstellung auf ketogenen Stoffwechsel. Durch die Dextrose-Kur während der Multi-Epi-Krise bin ich zwangsläufig wieder in den Zucker-Stoffwechsel gerutscht. Mit all den unangenehmen Symptomen, die mich über Jahrzehnte gepeinigt haben.

Es wird sicher noch einige Zeit dauern, bis mir die Umstellung gelingt. Bei extremen Herzschmerzen, greife ich noch immer zu kh-haltiger Ernährung. Wegen der schnellen Energiezufuhr. Nobody ist perfect.

Der Bedarf an schneller Energie macht mir den Umstieg nicht leicht. Die Symptome fordern eine schnelle Reaktion. Allerdings muss ich diesen Teufelskreis durchbrechen, um die Symptome auf langer Sicht zu eliminieren. Aber das wird schon. Solange geht's noch rund: Kohlenhydrate – Magenschmerzen – Blähungen – Herzschmerzen.

Ich schreibe Ihnen dies alles hier nieder, damit Sie sich daran erinnern, nicht jedes Symptom muss sich neumedizinisch erklären lassen. Der massive medikamentöse Eingriff 1962 hat mich praktisch nachhaltig vergiftet und geschädigt. Also laufen die Symptome unter der Rubrik Vergiftung. Ihnen liegt kein DHS, kein Konflikt, zugrunde. Das ist offensichtlich.

Zumindest einige. Nicht alle. Denn das muss man auch klar festhalten: Egal ob es sich um Herzinfarkt, Asthma oder Magenschmerzen handelt - immer spielt das Revier eine große Rolle. Bezüglich des Asthmas habe ich das bereits zu Beginn des Buches erklärt. Bezüglich der Magenschmerzen und der Herzinfarkte ist das ebenso leicht nachvollziehbar. Der Konflikt bei einem Herzinfarkt eines rechtshändigen Mannes wie mir ist ein biologischer Konflikt des Revierverlustes oder des Verlustes des Revierinhaltes. Beim Revierärger ist der Magen betroffen.

Unabhängig von diesen bei mir ablaufenden Konflikten besteht dennoch eben jene bereits erwähnte nachhaltige Vergiftung. Eine Folge: Wenn ich auf kohlehydratreiche Ernährung zugreife, bläht sich mein Bauch innerhalb von Minuten zur Kugel auf. Die inneren Blähungen reichen teilweise mit ihrer Raumforderung bis in den Brustraum. Wie der von mir häufig zitierte Volksmund so treffend sagt: *Es drückt mir das Herz ab.* Insbesondere, wenn ich mich hinlege und auf die rechte Seite drehe. Dann geht der Druck voll auf das Herz. Die Schmerzen sind ähnlich wie bei einem Infarkt. Aber eben nur ähnlich.

Mehr durch Zufall, als durch gezieltes Experimentieren habe ich festgestellt, dass durch die Einnahme einer Paracetamol der Schmerz innerhalb weniger Minuten aufhört.

Zwar ist der Druck im Bauch- und Brustraum weiterhin vorhanden, aber der Schmerz am Herzen verschwindet komplett. Im Unterschied zu meiner Infarktserie. Da haben Schmerzmittel absolut weder Linderung noch Besserung gebracht.

Wie es weitergeht, erfahren Sie bei Interesse im Faktor-L-Forum. Wichtig ist, nicht mit Scheuklappen durchs Leben zu gehen. Wenn sich kein DHS als Auslöser finden lässt, sollte man nach anderen Ursachen suchen. Bei dem, was man uns heutzutage in die sogenannten Lebensmittel mischt, oder als freiverkäufliche Arzneimittel anbietet, sollte man den Aspekt Vergiftung nicht aus den Augen verlieren.

Wir stellen immer wieder fest, dass insbesondere Einsteiger, die erstmals mit der Neuen Medizin konfrontiert werden und sehr schnell die einfachen Konflikte nachvollziehen können, alle anderen Auslöser sogenannter Krankheiten vergessen oder ignorieren.

Wer seinen ersten Schnupfen eindeutig einem „Stinkekonflikt" zuordnen kann, für seine Darmprobleme den Brocken-Konflikt entdeckt, der ist häufig so beeindruckt, dass er nicht auf die Idee kommt, dass z.B. seine Magenprobleme auch von einer Überdosis Gluten in seinem Frühstücksbrötchen stammen können.

Wer den Zusammenhang zwischen Asthma und Revier-Konflikt entdeckt hat, der neigt gerne dazu, Atemprobleme nicht darauf zu überprüfen, ob ein neuer Bodenbelag oder ein neues Möbelstück nicht irgendwelche chemischen Ausdünstungen produzieren, die ebenfalls als Auslöser in Frage kommen. Seit der PC zur Standardausrüstung in fast jedem Haushalt zählt, sind die Bronchialprobleme, die z.B. von Druckeremissionen ausgelöst werden, heftig angestiegen.

Wenn Sie tagsüber auf einem Feld Spargel stechen müssen, ist die Wahrscheinlichkeit, dass Ihre Rückenschmerzen vom ständigen Bücken kommen weit größer als die, dass Sie zuvor einen Selbstwerteinbruch erlitten haben. Und wenn Sie in Ihrem Beruf den ganzen Tag am Schreibtisch sitzen, rühren Ihre Rückenschmerzen wahrscheinlich von verkrampften Bauchmuskeln her und nicht von einem Konflikt.

Wenn man diese Möglichkeiten ignoriert, läuft man Gefahr, bei der vergeblichen Suche nach dem DHS und dem Konflikt zu verzweifeln.

Also sollte man im Zweifelsfall immer prüfen, ob es sich um ein SBS handelt, oder andere Auslöser zu finden sind.

Dabei ist es sehr hilfreich, sich ein Notizbuch zuzulegen, in denen man die Symptome und die Umfeldsituation festhält. Natürlich mit Datum und Uhrzeit. Von jedem Medikament, ob verschreibungspflichtig oder frei verkäuflich, sollte man den Beipackzettel genau lesen und aufheben. Selbst absolut überflüssige Mittel generieren erstaunliche Nebenwirkungen.

Das ideale Bindeglied zwischen beiden Welten ist die Regressions-therapie von Irene Behrmann. Nur so habe ich nicht nur meine DHSe bis zur pränatalen Entstehung finden und auflösen können, sondern auch die in diesem Kapitel angesprochene Vergiftung in früher Jugend wieder realisiert.

Das Kapitel Krankenhaus und Sterbezimmer hatte ich in den letzten Jahrzehnten bis zum Vergessen verdrängt. Erst während meiner Regressions-Tour bin ich wieder darauf gestoßen. Und das war notwendig, um nicht nach einem einzig zuständigen DHS zu suchen, sondern die Ansammlung verschiedener Ursachen und Auslöser zu entdecken. Also bleiben Sie offen, für alle Möglichkeiten.

Lese-Tipp:
Das Selbst und das Ich * Spurensuche
Esstischgespräch zur Regressionstherapie
ISBN 978-3837091540

-Notiz-

-Notiz-

Epilog

Ein Blick hinter die Kulissen. Sehr intim. Vielleicht sogar ein Ratgeber, wie man mit sogenannten Krankheiten umgehen kann, wenn man die Neue Medizin nach Dr. Hamer kennt. Epikrisen überleben, und dabei das Heft in der Hand behalten. Brücken schlagen. Auch zur Schulmedizin. Wenn Sie davon etwas in diesem Buch gefunden haben, dann habe ich etwas richtig gemacht und Sie erreicht.

Wenn Sie ab sofort gelassener auf schulmedizinische Diagnosen reagieren, angstfrei, dann sind Sie auf dem besten Weg. Bleiben Sie wachsam. Bleiben Sie skeptisch. Beobachten Sie gut und lassen Sie sich nicht von irgendwelchen sogenannten Krankheiten dominieren. Es wird nicht besser, wenn Sie sich dem Diktat der Symptome unterwerfen. Verweisen Sie alle Symptome auf einen nachrangigen Platz in Ihrem Alltag. Das funktioniert und steigert die Chance auf eine nachhaltige Besserung und Heilung ungemein.

Auch wenn viele Sinnvolle Biologische Sonderprogramme im Laufe der Menschheitsentwicklung ihren ursprünglichen Sinn verloren haben, sind sie noch heute biologische Tatsache. Sie laufen synonym ab. Aber sie laufen ab. Das ist eine Automatik, die wir nicht verleugnen oder ignorieren können. Lassen wir uns nicht davon einschüchtern oder beeindrucken, wie die Schulmedizin sie interpretiert. Es sind Standards, biologische, die ursprünglich sinnvoll und hilfreich waren. Und das heute häufig noch sind.

Wenn Sie sich fragen, ob wir den Schulmedizinern gegenüber vielleicht zu kritisch eingestellt sind, dann habe ich noch etwas für Sie, das Sie vom Gegenteil überzeugen wird. Eine aktuelle Pressemitteilung der AOK Baden Württemberg. Sicher kein klassischer Gegenspieler der Schulmedizin. Und doch bestätigt die AOK, was wir schon seit Jahren festgestellt haben: Die schulmedizinische Diagnose ist häufig von wirtschaftlichen Befindlichkeiten der Ärzte abhängig. Wenn die Schulmedizin Geldnöte hat, steigt die Zahl der festgestellten Kranken und Krankheiten.

*AOK Baden-Württemberg, Pressemitteilung
Mittwoch, 07. Oktober 2009, 15:11 Uhr

WISSENSCHAFT STELLT FEST: HAUSÄRZTLICHE VERSORGUNG MUSS SICH GRUNDLEGEND ÄNDERN
Ärzte brauchen mehr Zeit für ihre Patienten und müssen angemessen honoriert werden

Berlin, 07.10.2009 - Die hausärztliche Versorgung muss sich grundlegend ändern, wenn sie den Anforderungen einer immer älter werdenden Bevölkerung und den zunehmenden chronischen Krankheiten noch gerecht werden will. Zu diesem Ergebnis kommt das Sondergutachten 2009 des Sachverständigenrats zur Begutachtung der Entwicklung im Gesundheitswesen. Die Schlüsselrolle in diesem Veränderungsprozess hat der Arzt, der sich ganz neu orientieren und zu einem neuen Rollenverständnis kommen muss. Dies stellt einer der fünf Gutachter, Prof. Dr. Ferdinand M. Gerlach, Direktor des Instituts für Allgemeinmedizin an der Johann Wolfgang Goethe-Universität in Frankfurt am Main, am Mittwoch (07.10.2009) in Berlin fest.

"In Deutschland hat", so Gerlach, "jeder Bundesbürger durchschnittlich 17,9 Arztkontakte pro Jahr, während es in Schweden gerade mal 2,8 und im europäischen Durchschnitt rund 7 Kontakte sind. **Das hängt auch damit zusammen, dass Ärzte und Kliniken bei uns nur dann etwas verdienen, wenn die Versicherten krank sind. Weil der Arzt nur einzelne Leistungen bei Kranken honoriert bekommt, werden immer weiter viele Diagnosen gesammelt und es wird immer weiter diagnostiziert und therapiert.** In einem solchen System kann keiner, weder der Patient, noch der Arzt, noch der Kostenträger glücklich werden."

Der Sachverständigenrat kommt in seinem Gutachten, für das über 1.000 Studien ausgewertet wurden, zu dem Ergebnis, dass eine gute Primärversorgung gesundheitliche und ökonomische Vorteile für Patienten und das Gesundheitssystem insgesamt bringt. Gerlach: "Gerade vor dem Hintergrund der zivilisationsbedingten Verschiebung der Krankheitsspektren gilt es, die Versorgung konsequent proaktiv und präventiv auszurichten. Die gezielte Koordination und die Integration von Leistungen müssen in den Mittelpunkt gerückt werden und das kann der Hausarzt nur, wenn er die Zeit dafür hat, seine Patienten umfassend zu kennen und für dieses Engagement auch entsprechend honoriert wird. Am Ende geht es um mehr Qualität bei gleichzeitiger Wirtschaftlichkeit der ärztlichen Versorgung. Der Hausarztvertrag der AOK Baden-Württemberg weist hier beispielhaft in die richtige Richtung." Auch die Anforderungen an den Arzt neben dem medizinischen Know-how würden steigen. Hierbei sieht Gerlach Managementfähigkeiten und Teamarbeit als zentrale Anforderungen, aber auch eine viel bessere EDV-Unterstützung, ohne die es künftig nicht mehr gehen werde.

Mehr Qualität und Wirtschaftlichkeit in der Arztversorgung zu erreichen, war auch für die AOK Baden-Württemberg der Hauptgrund, mit dem Hausärzteverband und Medi den Vertrag zu schließen. "Unsere ersten Erfahrungen zeigen, dass wir die in den Vertrag eingeschriebenen Ärzte in ihren Qualitätsansprüchen wirkungsvoll unterstützen und durch eine angemessene Bezahlung die wirtschaftlichen Grundlagen festigen. Die ärztlichen Körperschaften allein konnten diesen Anspruch in der Vergangenheit nicht ausreichend erfüllen", so Dr. Rolf Hoberg, Vorstandschef der AOK Baden-Württemberg. Die Zukunft der hausärztlichen Versorgung liegt aus Sicht von Hoberg deshalb in Selektivverträgen (§ 73b und c SGB V). Mit dem AOK-Vertrag sei ein Versorgungssystem mit Entwicklungsmöglichkeiten geschaffen worden, das in seiner Dynamik und Reichweite weit über das hinaus geht, was im sogenannten Kollektivsystem jemals realistisch war. Hoberg: "Bis heute sind rund 3.100 Hausärzte und über 650.000 Versicherte in das Programm eingeschrieben."

"Mit dem von uns entwickelten Vertragskonzept, das sich vor allem in Baden-Württemberg bereits hervorragend bewährt hat, sichern wir die Qualität und Finanzierbarkeit nicht nur der hausärztlichen Versorgung auf Dauer", so Ulrich Weigeldt, Bundesvorsitzender des Deutschen Hausärzteverbandes. "Diese Verträge müssen den Versicherten flächendeckend im ganzen Bundesgebiet auch von den anderen Krankenkassen angeboten werden, so sieht es das Gesetz vor. Der demographische Wandel und die damit einhergehende Veränderung des Krankheitsspektrums in der Bevölkerung haben schon jetzt unsere Praxen erreicht", betont Weigeldt die Dringlichkeit des Problems.

Für Dr. Petra Kaufmann-Kolle vom AQUA-Institut für angewandte Qualitätsförderung und Forschung im Gesundheitswesen sind strukturierte Qualitätszirkel mit Ärzten der Schlüssel für eine bessere Pharmakotherapie. "Mit unserem Vertrag haben wir solche Qualitätszirkel eingeführt", bestätigt Dr. Christopher Hermann, stellvertretender Vorstandsvorsitzender der AOK Baden-Württemberg. Im Jahr 2008 habe die AOK Baden-Württemberg allein für Arzneimittel rund 1,6 Milliarden Euro ausgegeben und erwarte für dieses Jahr weitere Steigerungen.

Hermann: "Dabei gibt es nirgendwo mehr Einsparpotentiale als im Arzneimittelbereich. Mit unseren Rabattverträgen haben wir jetzt endlich ein effektives Mittel zur langfristigen Kostensenkung am Markt. Zuletzt sind im Juni die jüngsten AOK-Arznei-Rabattverträge über insgesamt 63 Wirkstoffe und einem jährlichen Umsatzvolumen von 2,2 Milliarden Euro in Kraft getreten. Rechnerisch können damit rund 500 Millionen Euro pro Jahr bundesweit gespart werden." Außerdem unterstütze ein neues EDV-Programm den Arzt bei der Pharmakotherapie und der Verordnung von rabattierten Arzneimitteln, für die der Versicherte keine Zuzahlung leisten müsse. Hinzu komme das im Rahmen des Symposiums vorgestellte Arzt-Handbuch zur Rationalen Pharmakotherapie.

Die Veranstaltung "Bestandsaufnahme und Perspektiven Hausärztlicher Versorgung" fand am 07.10.2009 in der Katholischen Akademie in Berlin statt. Vor Teilnehmern aus Politik und Wissenschaft stellten hochrangige Experten auf Einladung der AOK Baden-Württemberg, des Deutschen Hausärzteverbandes und der Deutschen

Gesellschaft für Allgemeinmedizin und Familienmedizin (DEGAM) Lösungswege für eine nachhaltige Weiterentwicklung der Versorgungsstrukturen vor.
***

Lassen Sie mich den wesentlichen Teil der Pressemitteilung hier nochmals wiederholen:

„Das hängt auch damit zusammen, dass Ärzte und Kliniken bei uns nur dann etwas verdienen, wenn die Versicherten krank sind. Weil der Arzt nur einzelne Leistungen bei Kranken honoriert bekommt, werden immer weiter viele Diagnosen gesammelt und es wird immer weiter diagnostiziert und therapiert."

Lassen Sie sich diese Feststellung durch den Kopf gehen. Das hilft Ihnen sicher dabei, als mündiger Patient den Schulmedizinern auf Augenhöhe zu begegnen.

Christopher Ray im Oktober 2009

-Notiz-

-Notiz-

Inhaltsverzeichnis

-Notiz-

Literaturverzeichnis

Band 1

faktor-L * Neue Medizin
Die Wahrheit über Dr. Hamers Entdeckung Krebs
und andere heilbare Krankheiten
Monika Berger-Lenz & Christopher Ray
Books on Demand * ISBN-13: 978-3980920391

***

Band 2

faktor-L * Handbuch Neue Medizin
Die Wahrheit über Dr. Hamers Entdeckung:
Konflikte - Auslöser - Verlauf
bei Krebs und anderen heilbaren Krankheiten
Monika Berger-Lenz & Christopher Ray
Books on Demand * ISBN-13: 978-3980920384

**

Band 3

faktor-L * Neue Medizin 3 * Das Methoden ABC
Therapie und Praxis
bei Krebs und allen anderen heilbaren Krankheiten
Monika Berger-Lenz & Christopher Ray
Books on Demand * ISBN-13: 978-3837001815

***

factor-L Handbook of the New Medicine
The Truth about Dr. Hamer's Discoveries:
Conflicts-Triggers-Courses
regarding cancer and other curable diseases
Monika Berger-Lenz & Christopher Ray
Books on Demand * ISBN-13: 978-3980920360

Katzen ...was sonst: Leben mit Stubentigern
Monika Berger-Lenz & Christopher Ray (Hrsg.)
Books on Demand * ISBN-13: 978-3837018608

***

HIV - AIDS und die Virenlüge
Ein Esstischgespräch mit Dr. Stefan Lanka und K. Krafeld
Monika Berger-Lenz & Christopher Ray
Books on Demand * ISBN-13: 978-3837057300

***

faktor-L * Neue Medizin 7 * Das Selbst und das Ich - Spurensuche
Ein Esstischgespräch mit Irene Behrmann zur Regressionstherapie
Monika Berger-Lenz & Christopher Ray
Books on Demand * ISBN-13: 978-3837091540

***

FAKTuell -Verlag
Wir machen´s einfach!

Wir haben das Hungern satt
Leichter leichter mit dem LowCarb-ABC
Monika Berger-Lenz & Christopher Ray
Books on Demand * ISBN-13: 978-3980920346

***

Wir haben das Fettsein dicke!
Die Wahrheit über ketogene Ernährung,
Atkins-Diät, Low-Carb und Ketarier
Monika Berger-Lenz & Christopher Ray
Books on Demand * ISBN-13: 978-3980920315

***

FAKTuell -Verlag

Wir machen´s einfach!

InfoTipp:

www.faktor-L.de
Das Forum zur Neuen Medizin

www.ketario.de
Das Forum zur ketogenen Ernährung

www.FAKTuell.de
Deutschlands erste Onlinezeitung

FAKTuell-Redaktion
Monika Lenz
An den Birken 5
02827 Görlitz
*
Phone: +49 03581-40224-0
Mail: Fakt@FAKTuell.de